Remo Rittiner

Vertraue dem Meister in Dir

Remo Rittiner

Vorwort von Ruediger Dahlke

Vertraue dem Meister in Dir

Praxisbuch mit Übungen

Dem Leben zuversichtlich begegnen und
das höchste Potenzial verwirklichen

WINDPFERD

Haftungsausschluss

Die in diesem Buch vorgestellten Informationen sind sorgfältig recherchiert und wurden nach bestem Wissen und Gewissen weitergegeben. Dennoch übernehmen Autor und Verlag keinerlei Haftung für Schäden irgendeiner Art.

2. Auflage 2016

Umschlaggestaltung und -illustration: Jennifer Jünemann – bitdifferent.de
Lektorat: Susanne Klein
Satz und Layout: Marx Grafik & ArtWork
Gesetzt aus der Adobe Garamond
Printed in Germany
ISBN 978-3-86410-050-5
www.windpferd.de

Mit großem Respekt und tiefer Dankbarkeit widme ich dieses Buch dem Meister in mir, der

mir die Kraft gibt, meinen inneren Weg zu gehen.

mir den Mut verleiht, authentisch und aufrichtig zu sein.

mich mit bedingungsloser Liebe begleitet.

mich inspiriert, kreativ und erfolgreich zu leben und zu arbeiten.

mir das Vertrauen gibt, neue Projekte zu realisieren.

mich Mitgefühl für mich und andere lehrt.

mir Demut schenkt und das Wissen darum, dass es etwas Größeres gibt als das (mein) Ego.

mir die Hingabe schenkt, anderen Menschen zu dienen.

mir Leichtigkeit und Humor verleiht, um das Leben nicht zu ernst zu nehmen.

mir Heilung und Transformation schenkt.

mir hilft, auf dem für mich richtigen Weg zu bleiben.

mir tiefe Zufriedenheit und Glück bringt.

mir Erkenntnis und Weisheit schenkt.

„Der Mensch hat das Potenzial,
Meister seiner selbst zu sein.“

Dalai Lama

„Man kann einen Menschen nichts lehren,
man kann ihm nur helfen,
es in sich selbst zu finden.“

Galileo Galilei

Inhalt

Vorwort von Ruediger Dahlke

Bisher kannte ich Remo Rittiner als Praktiker, der Yoga lehrt und dabei zugleich eine ganzheitliche Form der Yoga-Therapie anbietet und immer spontan die richtige Übung weiß. Mit diesem Buch lernen wir ihn – ähnlich eindrucksvoll – auch als Vermittler der Lebensphilosophie des Yoga kennen.

Als erfahrener Lehrer hat er also ein Buch über die Philosophie hinter dem Yoga und hinter seiner praktischen Arbeit geschrieben. Er hat sich dazu auf eine thailändische Insel zurückgezogen, wo das Wissen zu ihm kommen konnte, und bereitete dies dann für uns Leser auf. Das passt zu ihm und uns. Und das kann ich so gut nachvollziehen, mache ich es doch seit Jahren genauso, nur dass meine Insel Bali heißt.

Ich kenne das auch bei mir: Je länger ich schreibe, desto weniger weiß ich, wo das Wissen herkommt. Inzwischen öffne ich mich mit einem kleinen Ritual nach oben und unten, und wenn die Energie durch Scheitel und Wurzeln in meiner Mitte angekommen ist, lasse ich sie in die Hände und Fingerspitzen fließen. Meine Finger tanzen dann nur so über die Tasten des Laptop, der so zum Überträger – zur Brücke – wird. Irgendwo mischt sich auf diesem Weg das Wissen ein und tritt über die Fingerspitzen in die Sichtbarkeit. Aber natürlich kommt es nicht aus den Fingerspitzen ... Wie es hier geschieht, weiß ich gar nicht, aber ich vermute, beim ihm ist es ähnlich. Jedenfalls spürt man beim Lesen, dass das Wissen in ihm angekommen ist und er es durchgelassen hat für uns.

Er nimmt dabei wie der Märchenheld alle Hilfen um sich herum wahr und wichtig, wie etwa Marshall Rosenbergs Methode der gewaltfreien Kommunikation, Galina Schatalovas Buch „Wir fressen uns zu Tode“ oder auch meine Gedanken zum „Schattenprinzip“.

Das Rückgrat seiner Wegbeschreibung zum inneren Meister bildet die Yogaphilosophie nach Patañjali, wobei er aber auch aus anderen Bereichen der Philosophie und Weisheitslehre schöpft und abruft, was uns dem inneren Meister näherbringen und diesen verständlicher machen kann. Große Worte kommen ausgesprochen natürlich daher, wie: „Nur ein leerer Geist kann aus dem Vollen schöpfen“. So begegnen sich in diesem Buch älteste und neueste Zeit ganz zwanglos: „Die Essenz aller Dinge ist die Leere“, sagen die Yogis und auch die Quantenphysiker, und plötzlich versteht man Letztere ein wenig besser. Remo Rittiner führt uns Schritt für Schritt dahin und nutzt dazu die Essenz des yogischen Wissens. In der Stille kommen wir Gott am nächsten, wusste Meister Eckhart, und Remo Rittiner bringt dies den heutigen Lesern über faszinierend einfache Schritte nahe.

Dieses Wissen vermittelt er dabei ganz zwanglos und natürlich, so wie es ihm entspricht. Als Schweizer Yogi teilt er seine Erfahrungen und Lebensweisheiten ganz offen mit seinen Schülern und ist dabei doch kein bisschen schulmeisterlich oder auf eine Weise belehrend, wie es die meisten von uns über eine lange Schulzeit genervt hat. Er spannt auf einfache Art einen weiten

Bogen und bezieht dabei sich selbst und seine Erfahrungen völlig unprätentiös mit.

Auch konnte ich über mehr als zwei Jahrzehnte miterleben, wie er ganz praktisch und bodenständig - Yoga findet ja nicht zufällig auf dem Boden und nicht auf Stühlen statt – zum Beispiel Schweizer Zahnärzten wieder zu Haltung und Aufrichtigkeit verholfen hat. Ihnen, die sich über Jahrzehnte für ihre Patienten verbogen hatten, ermöglichte er, sich wieder gerade zu machen und in ihrer Mitte und zu sich zu stehen.

So wie er mit Menschen arbeitet, hat er nun auch seine Gedanken aufgeschrieben, und dadurch wird das Lesen dieses Buches schon zu einer Art Meditation mit dem inneren Meister. Wenn Remo Rittiner spricht, ist dieses Sprechen ein Eintreten in den Augenblick. Natürlich spricht er frei, und das in einem doppelten Sinne: natürlich und frei von einem Konzept, das einen aus dem Augenblick herausbringt und an die Vergangenheit fesselt, in der es entstanden ist. Frei aber auch für die innere Stimme, das Sprachrohr des inneren Meisters. Und in diesem doppelten Sinne schreibt er auch frei, ungebunden durch Konzepte des Ego und frei für den Augenblick der Erkenntnis.

Sein Thema, der innere Meister, ist mir schon lange vertraut, auch wenn ich ihn – aus meinem Arbeitsfeld heraus – *innerer Arzt, innere Stimme* oder sogar *Stimme Gottes in uns* genannt habe. Man muss „nur" still werden, um sie zu hören. Nun sind wir alle in Bezug auf diese so lebenswichtige innere Instanz allerdings auf ganz verschiedenen Ebenen. Meister Eckhart sagte: "Ich sitze auf einem Stein und schweige und höre, was Gott in mir spreche." Der Anfänger auf dem Weg mag sich ebenfalls fragen, was gut für ihn ist, und seine innere Stimme könnte antworten: „Drei Tafeln Vollmilchschokolade und zwar sofort." Da liegt der Verdacht nahe, dass sich hier eher die Stimme des inneren Schweinehunds meldet, wobei natürlich Schweine und Hunde bezaubernde Tiere sind und in diesem Doppelpack auch wichtig für uns. Sicher gibt es einen guten Grund für eine solche Meldung unseres inneren Schweinehundes. Und Remo Rittiner holt seine Leser ab, wo sie sind, und zeigt ihnen den Weg vom inneren Schweinehund, der das Leben der meisten bestimmt, hin zur Wahrnehmung der Stimme Gottes in uns beziehungsweise der des inneren Meisters.

Und wieder sind es einfache, aber umso wirkungsvollere Hilfen, die er dafür anbietet. Er lässt den eigenen Körper zu uns sprechen, macht ihn zum Anzeige- und Messinstrument: Wir brauchen dazu zum Beispiel nur aufzustehen, die linke Hand aufs Herz zu legen und uns jede beliebige Frage zu stellen. Es gilt, den ersten Impuls des Körpers zu beobachten, diesen wahrzunehmen und wichtig zu nehmen. Ein erster Bewegungsimpuls nach vorne bedeutet Ja, nach hinten Nein. So verleihen wir dem Körper Ausdruck und geben ihm die Chance, mit uns zu sprechen. Er entwickelt seine eigene Sprache, und die Seele kann durch ihn sprechen. Je näher die Seele dem inneren Meister kommt, desto tiefer werden die Antworten …

Natürlich kann auch der Autor die Welt der geistigen Gesetze nicht neu erfinden. Aber Remo Rittiner bringt uns die Grundforderungen – auch unserer eigenen Kultur, wie etwa das christliche „Liebet eure Feinde“ – in einem neuen, ansprechenden Gewand nahe. In Form der buddhistischen Metta-Meditation bindet er die im christlichen Kontext oft als moralisch und moralisierend empfundene Forderung der Feindesliebe in eine spannende und herausfordernde Übung ein und spannt anhand seiner eigenen Erfahrungen damit einen faszinierenden Bogen. Nach eigenen intensiven Erlebnissen mit der Metta-Meditation wird auch die Nähe zur eigenen Kultur nicht mehr stören. Und der Autor weist ganz direkt darauf hin: Wenn unser Leben ins Hier und Jetzt eintaucht und wir Stille erfahren und Klarheit erleben, sind die drei wichtigsten Schritte zum inneren Meister getan. Im Grunde genommen sind sie eins. Denn wer im Jetzt landet, wird auch still und der Geist wird klar. Diese drei Schritte – Jetzt, Stille und Klarheit – sind die Basis aller Meditationstechniken, egal welcher Tradition. Und der Autor nimmt das Beste aus verschiedenen Traditionen, um uns - wenn wir uns dem Zauber des Zuhörens und kontemplativen Lesens ergeben - zur Begegnung mit unserem inneren Meister zu führen.

So wird Lesen zum Erleben und Erfahren, und die zahlreichen Übungen vertiefen diesen Prozess noch und bereiten die nächsttiefere Stufe vor. Wundervolle Sätze wie „Wenn wir das Gute im anderen wertschätzen, spiegeln wir den inneren Meister in ihm. Bemängeln wir die Schwächen bei den anderen, projizieren wir dadurch unseren eigenen Schatten auf andere“ fassen die Essenz der spirituellen Philosophie zusammen und werden geerdet durch so einfache wie wichtige Erkenntnisse: „Wenn Sie es allen recht machen wollen, machen Sie alles falsch.“

Der Autor ist in seinem Schreiben sowohl sanft als auch deutlich und hilft seinen Lesern auf dem Weg, ohne diese unter Druck zu setzen oder zu missionieren. Und doch macht er dabei klar, dass er selbst den Weg veganer Ernährung, und sogar der Rohkost, für sich entdeckt hat und Yoga zu seinem Lebenselixier geworden ist. Er lädt uns sehr zuvorkommend dazu ein, an seinem Wissen teilzuhaben und auf dem jeweils eigenen Weg Erfahrungen damit zu machen.

Ruediger Dahlke
TamanGa, im April 2013

Einklang

Jetzt ist der richtige Moment, dieses Buch über den inneren Meister zu schreiben. Nach zwanzig Jahren intensiver Yogapraxis und Erfahrungen mit vielen Yogaschülern* liegt es mir am Herzen, mit diesem Buch viele Menschen zu inspirieren, den inneren Meister in sich zu entdecken und ihm zu vertrauen. Spirituelle Meister wie Jesus, Buddha und Patañjali haben mit unterschiedlichen Worten die Menschen immer wieder darauf hingewiesen, nach innen zu gehen, um die Wahrheit und die Freiheit in sich zu entdecken. Es ist also etwas Altes und bereits Erfahrenes, das ich Ihnen anbiete, und Sie werden sich beim Lesen dieses Buches immer wieder daran erinnern, dass Sie tief in sich alles schon wissen. In diesem Buch – wie auch in Ihrem Leben – geht es darum, dieses Wissen auch umzusetzen. Weisheit entsteht erst, wenn Wissen gelebt wird.

Auch wenn Ihnen der Begriff des inneren Meisters vielleicht noch nicht vertraut ist, haben Sie sicherlich schon Erfahrungen damit gemacht. Es ist damit diese innere Stimme gemeint, der wir oft intuitiv folgen, ohne genau zu wissen, woher sie eigentlich kommt. Ich werde im Verlauf des Buches noch näher darauf

* Aus Gründen der besseren Lesbarkeit wurde im folgenden Text auf die gesonderte Nennung der weiblichen Form verzichtet. Leserinnen sind hier selbstverständlich auch angesprochen.

eingehen; hier möchte ich zunächst nur betonen, dass unsere innere Weisheit eine große Unterstützung sein kann, wenn wir offen für sie sind und vertrauen, denn alle Antworten und Einsichten sind in uns. In jedem Moment, in dem wir verbunden sind mit dem inneren Meister, ist es uns möglich, die passende Antwort und Handlungsweise in uns zu finden. In meiner yogatherapeutischen Arbeit habe ich immer wieder erfahren, dass jeder Mensch die Antworten in sich findet, wenn der Geist still und die Bereitschaft vorhanden ist, in sich hineinzuhören. Je mehr es uns gelingt, in dieser Verbindung zu sein, desto weniger werden wir uns und andere mit leidvollen Verhaltensweisen schaden; denn diese entspringen nie der Weisheit des inneren Meisters.

Momente der höchsten Bewusstheit sind jederzeit möglich, wenn wir uns bewusst für sie öffnen. Natürlich gibt es verschiedene Stufen dieses Bewusstseins. Und wenn wir uns in einem Zustand der Einheit befinden können, ist es auch möglich, dass wir das Gefühl des Verbundenseins wieder verlieren.

In diesem Buch zeige ich auf, welche Mittel Ihnen helfen, diese Verbindung wiederzufinden und durch regelmäßige Übung bewusster zu leben. Sie werden klarer erkennen, welche Neigungen und Muster Sie daran hindern, höchstes Glück und Freiheit zu erfahren.

Im ersten Teil des Buches haben Sie viele Möglichkeiten, Einsichten in Ihre Schattenbereiche und Schwächen zu erlangen. Sobald diese Hindernisse ans Licht kommen, wird Ihnen klar, wie Sie mit Ihren vermeintlichen Schwächen erfolgreich umgehen können. Dadurch werden Sie bewusster und können aufhören, in alte, ungesunde Muster einzusteigen. Sie werden stattdessen Ihre Schwächen in Stärken transformieren und Ihr Potenzial zunehmend ausschöpfen können.

Im zweiten Teil werden Sie herausfinden, welche der hier angebotenen Methoden für Sie am wirksamsten sind, um den Meister in sich wahrzunehmen. Dabei können Sie auch die Klarheit entwickeln, um zwischen dem inneren Meister und Ihrem Ego zu unterscheiden. Mit der Zeit werden Sie erkennen, wann Sie in den Zug des Ego einsteigen und wann Sie aus Ihrer Mitte heraus wahrnehmen und handeln. Schließlich geht es darum, dass Sie Ihre Weisheit im Leben umsetzen. Dazu bedarf es der Übung und Hingabe, denn es heißt nicht ohne Grund „Übung macht den Meister".

Dieses Buch ist ein Praxisbuch, um die Meisterschaft des Lebens erfolgreich auszuüben. Die fünf Schlüssel in dritten Teil werden Ihnen dabei helfen, immer wieder die Tür zum inneren Meister zu finden, zu öffnen und dadurch Ihr Leben zu transformieren. Verschiedene Übungen helfen Ihnen herauszufinden, welcher Schlüssel für Sie gerade jetzt am wichtigsten ist.

Durch diese Erkenntnisse haben Sie die Möglichkeit, Ihre Gesundheit zu optimieren, erfüllende und befreite Beziehungen zu leben, Ihre Berufung zu finden und Ihr Potenzial voll auszuschöpfen. Dies wird im vierten Teil näher erläutert.

Dieses Buch bietet Ihnen viele Möglichkeiten zu erkennen, wer Sie wirklich sind, und tiefe Zufriedenheit und wahre Freiheit zu erfahren. Die Essenz aller Religionen und wahrer Spiritualität ist es, das Licht und die Liebe in sich wahrzunehmen und sie mit anderen zu teilen. Von Herzen wünsche ich Ihnen, dass Sie dieses Buch darin unterstützen kann.

Mögen alle Wesen gesund, glücklich und frei sein.

Remo Rittiner
Thailand, November 2012

Teil 1
Fünf Hindernisse zwischen Ihnen und dem inneren Meister

Auch wenn wir alle diesen inneren Meister in uns tragen, hindern uns doch oft andere Anteile oder bestimmte Gewohnheiten daran, unserer inneren Stimme auch wirklich zu folgen. Der innere Meister vermag klar zu uns zu sprechen, doch ist die innere Stimme nie laut oder fordernd. Es bedarf der Übung, sie zu hören und ihr dann auch nachzugehen. Dafür ist es zunächst wichtig, dass wir uns über die Hindernisse im Klaren sind, die unserer Kommunikation mit dem inneren Meister im Weg stehen können. In den Yogasutras beschreibt Patañjali fünf belastende Kräfte *(Kleshas)*, die uns in unserem Handeln und Denken behindern und den Kontakt nach innen verstellen: Verwechslung *(Avidya)*, Identifikation mit dem Ego *(Asmita)*, Gier bzw. Suchtbefriedigung *(Raga)*, Abneigung *(Dvesha)* und Angst *(Abhinivesha)*

Verwechslung und Nichtwissen

Die Beschäftigung mit der Frage „Wer bin ich?" ermöglicht Ihnen, vieles in Ihrem Leben zu klären. „Bin ich mein Körper, mein Verstand, meine Gedanken, meine Gefühle? Bin ich überhaupt eine Person?" Die alten Weisen in Indien fanden diese Fragen wesentlich, um das Leben zu verstehen und herauszufinden, wer sie wirklich sind. In gleicher Weise können auch wir diese Fragen nutzen.

Sie leben in Ihrem Körper, nehmen sich und die Umwelt durch Ihre Gedanken und Gefühle wahr, und dies legt nahe, dass Sie sich mit diesen identifizieren. „Das bist du" *(tat tvam asi)* lautet dagegen ein bekannter Ausspruch aus den Upanishaden, den heiligen Schriften Indiens, der darauf hinweist, dass das, was Sie und jeden Menschen ausmacht, das Bewusstsein ist und nicht die Person. Sie sind der innere Meister, der alles beobachtet, und durch Ihre Sinne nehmen Sie die Welt lediglich wahr. Sie sind ewiges und unendliches Bewusstsein. Wenn Sie sich gerade jetzt daran erinnern, werden Sie die Präsenz dieses Bewusstseins in sich spüren. Solange Sie dies allerdings nur auf der mentalen Ebene wissen, handelt es sich um eines der vielen Konzepte, die Sie im Kopf haben, und diese Idee wird Ihre Wahrnehmung und Ihr Leben kaum beeinflussen. Erst wenn Sie das Bewusstsein wieder in sich fühlen und sich mit ihm verbinden, wird sich Ihre Wahrnehmung und Handlungsweise grundlegend verändern.

Die Verwechslung *(Avidya)* unseres wahren Wesens mit unseren Gedanken ist daher ein großes Hindernis dabei, den inneren Meister wahrnehmen und aus dessen Einsicht heraus handeln zu können. Wäre uns bewusst, wer wir eigentlich sind, würden wir anders wahrnehmen. Wir könnten unangenehme und schwierige Momente besser annehmen und eher agieren statt nur zu reagieren. Ihre wahre Natur wird aber erst Wirkung zeigen, wenn Sie sich regelmäßig im Kontakt mit ihr üben. Bei einer ungesunden Körperhaltung reicht es zum Beispiel nicht aus zu wissen, dass ein Rundrücken ungesund ist und zu Verspannungen führt. Es braucht konstante Achtsamkeit und Übung, um die natürliche, gesunde äußere und innere Haltung wiederzufinden. Ebenso reicht es auch hier nicht aus, um die bloße Existenz des inneren Meisters zu wissen. Um sich mit Ihrem ursprünglichen Wesen zu verbinden, empfehle ich, jeden Tag für einige Zeit innezuhalten und Ihre Aufmerksamkeit nach innen zu richten. Das Studium spiritueller Bücher und spirituelle Praktiken wie Meditation oder die Arbeit mit Symbolen und Ritualen können Sie darauf vorbereiten. Auch weise Menschen können eine Unterstützung sein, um die Tür zu sich selbst zu öffnen. Ausgiebiger Medienkonsum und andere Zerstreuung lenken Sie hingegen von sich selbst ab und fördern eher Nichtwissen und Ignoranz.

Die regelmäßige Praxis der inneren Einkehr wird es Ihnen ermöglichen, Ruhe und Gelassenheit wahrzunehmen und auch in herausfordernden Momenten bewusst zu bleiben. Gerade in schwierigen, unangenehmen Momenten neigen viele Menschen dazu zu vergessen, wer sie eigentlich sind. Dabei ist es eher Verschwendung unserer Energie, auf Kleinigkeiten, die nicht so laufen, wie wir es uns wünschen, mit heftigen Störgefühlen wie Ärger, Angst oder Zorn zu reagieren. Die Verwechslung und das Nichtwissen, die sich darin zeigen, werden in der Yogaweisheit als das größte Hindernis betrachtet, aus welchem viele weitere Hindernisse folgen, vor allem Scham, Schuld, Gier, Apathie, Hoffnungslosigkeit und Depressionen. Das Wissen darum, wer

Sie wirklich sind, hilft Ihnen, diese Ursache aller Hindernisse zu begreifen. Je tiefer Ihr Verstehen reicht, wer Sie wirklich sind, desto weniger werden Sie Hindernissen wie Stolz, Gier, Hass und Ängsten begegnen und desto mehr werden Sie in schwierigen Situationen ruhig und liebevoll bleiben. Jedes Mal, wenn es Ihnen gelingt, in Ihrer Mitte zu bleiben, wird Ihre Stärke wachsen. Je stärker die Wurzeln in Ihnen selbst verankert sind, desto mehr Stabilität werden Sie in Ihrem Leben erfahren.

Erleuchtete Wesen strahlen deshalb reines Licht und wahre Liebe aus, weil sie eins sind mit dem inneren Meister. Deshalb wirken sie wie Magnete und ziehen die Menschen an, auch wenn sie schon lange nicht mehr in einem menschlichen Körper leben. Die Weisheit eines Buddha kann uns jeden Moment daran erinnern, dass wir alle die Buddhanatur in uns tragen. Auch die bedingungslose Liebe Jesu kann uns daran erinnern, dass wir alle göttliche Wesen und wahre Liebe sind. „Der Herr wird dein ewiges Licht sein“ (Jesaja 60,19) und „Ich bin, der ich bin“ (Mose 3,14) heißt es in der Bibel. Diese Aussprüche und auch das weiter oben schon erwähnte Zitat aus den Upanishaden „Das bist du“ weisen darauf hin, dass wir das göttliche Licht in uns tragen und wir höchstes Bewusstsein sind.

„Es leuchtet mir ein“, sagen wir, wenn wir etwas verstehen. „Es ist mir nicht klar“, ist ein Ausdruck von mangelnder Verbindung mit dem Bewusstsein, wenn wir etwas nicht verstehen. Ist der Geist unruhig und zerstreut, ist es uns nicht möglich, unser wahres Wesen wahrzunehmen. Erst wenn die Gedanken zur Ruhe kommen, kommt der innere Meister zum Vorschein.

In Indien gibt es das Sanskritwort *Satguru*. *Sat* heißt „Wahrheit“ und *Guru* „Meister“. *Gu* bedeutet „Licht“ und *Ru* „Dunkelheit“. Ein wahrer Guru ist also ein Mensch, der Licht ins Dunkle bringt. Er führt Sie ins Licht und in die Liebe. Nicht wenige sogenannte Gurus führen die Menschen leider hinters Licht, um ihre eigenen Bedürfnisse nach Macht, Geld und Anerkennung zu befriedigen. Ein *Satguru* ist jedoch ein wahrer Meister, der Sie unterstützt, die Wahrheit in sich selbst zu finden. Sein Licht und seine Liebe fühlen wir in der Tiefe unseres Herzens. „Hab Sonne im Herzen" ist eine Zeile aus einem bekannten Volkslied, die auch an vielen Schweizer Berghäusern geschrieben steht. Dieser Ausspruch kann uns daran erinnern, dass das Licht in unserem Herzen ist. Diese Wahrheit ist universell und nicht an spirituelle Lehren oder einzelne Religionen gebunden.

Unser Verstand kann hingegen wie eine dunkle Wolke sein, die unsere Wahrnehmung trübt. Wenn wir beispielsweise eine Enttäuschung erleben, heißt dies in der Regel, dass die Täuschung zum Vorschein kommt, die unser Verstand produziert hat. Oft hören oder sehen wir nur das, was in unser Konzept passt. Erwartungen sind Vorstellungen unseres Ego, das ständig darauf wartet, befriedigt zu werden. Sind wir dann mit der tatsächlichen Realität konfrontiert, reagieren wir oft erstaunt, manchmal auch wütend oder abwehrend. Handeln und geben Sie dagegen, ohne etwas zu erwarten, sind Sie frei und offen für das, was Ihnen das Leben anbieten möchte.

Doch selbst die Suche nach Erleuchtung kann zu einer Falle werden, wenn Sie sich dabei verkrampfen und vom Wunsch nach Erleuchtung getrieben sind. Alles geschieht zur richtigen Zeit. Es ist kein Zufall, dass Sie dieses Buch gerade jetzt lesen. Wenn Sie nicht bereit dafür wären, würden Sie es nicht in den Händen halten. So gibt es in Indien das Sprichwort: „Der wahre Meister kommt zu dir, wenn du bereit bist." Das Leben ist voller Überraschungen – die Aufgabe besteht darin, darauf zu vertrauen, dass sie uns im richtigen Moment begegnen. Das Leben gibt

Ihnen sowohl die Chance zu erwachen, als auch den freien Willen, es zu verschlafen – die Aufgabe besteht darin, aufzuwachen und klar zu sein, wenn der richtige Moment gekommen ist.

Bauen Sie die Verbindung zu dem inneren Meister auf, werden die Klarheit Ihres Geistes und Ihrer Gedanken Ihre Handlungen bestimmen. Je intensiver Sie mit dem *Satguru* verbunden sind, desto mehr Freiheit und Liebe werden Sie erfahren. Wenn Sie sich dessen erst bewusst geworden sind, haben Sie die Wahl, sich mehr und mehr für den inneren Meister zu entscheiden und von innen heraus zu agieren. Sie sind dann der Schöpfer Ihrer Gedanken und Ihrer Welt. Sie sind verantwortlich für Ihr Leben. Sind Sie bereit, diese Verantwortung zu übernehmen? Dabei ist es hilfreich, zunächst die unbewussten Muster in sich zu erkennen und aufzulösen, damit Ihr inneres Licht zum Vorschein kommen kann. Die Erkenntnis „Ich bin ewiges Licht und reine Liebe“ kann Sie einerseits daran erinnern, wer Sie wirklich sind, und Sie andererseits davor schützen, sich unbewusst mit Ihrem Schatten zu verbinden oder seine Inhalte zu verdrängen. Nur wer seinen Schatten annehmen kann, hat die Möglichkeit, ganz im Licht zu sein. Jedes Mal, wenn Sie sich Ihrer ungesunden geistigen Muster bewusst werden, haben Sie die Chance, sie zu transformieren; das heißt, Sie haben die Möglichkeit, Ungeduld in Geduld umzuwandeln, Stolz in Bescheidenheit, Verbissenheit in Leichtigkeit, Sucht in Erkenntnis, Angst in Vertrauen und Urteilen in Mitgefühl.

Das Leben bietet Ihnen immer wieder neue Herausforderungen und fordert Sie auf, zu erwachen und sich zu transformieren. Der Sinn des Lebens ist es, aufzuwachen aus dem „Traum der Illusion“, also aus unserer Verblendung, die uns glauben lässt, wir seien getrennt von der göttlichen Einheit. Der Verstand ist zwar von großem Nutzen für unsere Existenz, denn über ihn erfahren wir die Welt und ihre Polarität. Dies gibt uns die Chance, das Leben in seinen Gegensätzen wahrzunehmen, was das Leben wiederum spannend und abwechslungsreich macht. Gleichzeitig hindern uns unsere Gedanken und Gefühle des Getrenntseins aber daran, die Einheit zu erfahren und aus ihr heraus zu handeln.

Dass alles eins und miteinander verbunden ist, findet in der ganzheitlichen Gesundheit Beachtung und wird bei vielen Behandlungsmethoden bereits miteinbezogen. Was die indischen Weisen schon vor Tausenden von Jahren sagten, wird inzwischen auch von der modernen Quantenphysik bestätigt: Zeit und Raum sind Illusionen, die sich auflösen im Moment der Stille, in dem es nichts gibt außer der Vibration unendlicher Lebensenergie, die Sie sind. Wenn es also funkt, sind Sie ein göttlicher Funke. Im Volksmund kennt man den Ausspruch „Es hat gefunkt zwischen uns“, der auch in diesen Zusammenhang gehört. Wenn es bei Ihnen beim Lesen dieses Buches ständig „funkt“, heißt dies, dass Sie bereits eine tiefe Verbindung zum inneren Meister haben. Wenn Ihr Funke manchmal erlischt und Sie wieder im Dunkeln tappen, werden Sie neue Gelegenheiten bekommen, damit der Funke wieder sprühen kann.

Identifikation mit dem Ego

Alles Leiden beginnt damit, dass wir uns mit unserem Ego identifizieren *(Asmita)* und ständig um unsere Ich-Gedanken kreisen, und alles Leiden löst sich auf, wenn wir die Ich-Gedanken loslassen und uns nicht mehr mit ihnen identifizieren. Doch das Ego hat viele Tarnkappen, hinter denen es sein wahres Gesicht versteckt, sodass es manchmal schwierig ist, ihm auf die Schliche zu kommen. Manche Menschen verbergen ihr Ego so geschickt, dass alle anderen erstaunt reagieren, wenn plötzlich unerwartete Wahrheiten über diese ans Licht kommen. Die Leute reden dann gerne von Skandalen, dabei ist es viel schwieriger, das eigene Ego als das der anderen zu durchschauen. Umso lohnenswerter erscheint es, stets genau hinzuschauen und den vielfältigen Tricks des Ego auf die Schliche zu kommen. Das kann Sie vor schmerzlichen Erfahrungen und Enttäuschungen bewahren.

Eine wunderbare Praxis, das eigene Ego zu transformieren, nachdem Sie es erkannt haben, ist Bewusstheit in der Kommunikation. Mit der Methode der gewaltfreien Kommunikation (nach Marshall B. Rosenberg) lernt man, von sich zu sprechen und andere Menschen nicht zu bewerten, sondern seine eigenen Gefühle wertfrei zu äußern und die eigenen Bedürfnisse in einer Bitte statt als Forderung oder Vorwurf mitzuteilen. Alle meine Freunde, die sich intensiv mit dieser Methode beschäftigt haben, erzählten mir von den wunderbaren Ergebnissen, die sie erzielen konnten. Selbst in sehr schwierigen Momenten kann es Ihnen mit gewaltfreier, also ego-freier Kommunikation gelingen, sich und anderen Menschen Verständnis und Wohlwollen entgegenzubringen.

Jede Person hat eine unterschiedliche Wahrnehmung von ihrem eigenen Ego und dem Ego der anderen. In diesem Zusammenhang ist es hilfreich, sich daran zu erinnern, dass „Person" von dem lateinischen Wort *persona* kommt, was „Maske" bedeutet. Da die meisten Menschen gewohnt sind, von sich weg-, statt bei sich hinzuschauen, fällt es ihnen leichter, das Ego beim anderen zu sehen als hinter ihre eigene Maske zu blicken. Bei sehr bewussten Menschen ist es umgekehrt, weil sie gewohnt sind, zu reflektieren und die Gründe zu überprüfen, falls sie beispielsweise emotional oder wertend reagieren. Sie wissen um die Projektionen, die stattfinden, wenn wir das, was uns an uns selbst stört, auf andere Menschen übertragen und bei anderen kritisieren, weil wir es bei uns selbst nicht anschauen möchten. Diese Projektionen finden meist unbewusst statt, doch jedes Mal, wenn wir dies tun, wächst unser Schatten (das Unbewusste). Bewusste Menschen erkennen meist, dass das, was sie am anderen stört, mit ihnen selbst zu tun hat. Sie nutzen dieses Störgefühl und entdecken darüber den eigenen Schatten. Dies gibt ihnen die Möglichkeit, ihre Bewusstheit zu steigern. Ein vollständig erleuchteter Mensch ist frei von Wertungen und Projektionen und wird Mitgefühl zeigen, selbst wenn andere Menschen ihm Unrecht antun.

Als viel beschäftigter Yogalehrer stehe ich beim Unterrichten oft im Rampenlicht. So kam es, dass eines Tages einer meiner Schüler sichtlich erregt, mit rotem Kopf und vibrierender Stimme eine Aussprache mit mir forderte. Zuerst äußerte er seinen Unmut über meinen Unterrichtsstil und zählte auf, was man didaktisch an meinen Yogastunden verbessern könne, und im zweiten Teil seiner Rückmeldung zählte er menschliche Schwächen auf, die er bei mir sehen könne und die ihn störten. So geduldig und mitfühlend wie möglich hörte ich mir all das an und bedankte mich für seine Offenheit und den Mut, mir all das persönlich mitzuteilen. Sein Gesicht entspannte sich dabei, seine Stimme wurde bereits ruhiger und auch seine Augen lösten den fixierenden Blick. Als ich ihm gegenüber dann noch zugab, dass er tatsächlich einige meiner Schattenmuster erkannt habe und ich dabei sei, diese umzuwandeln, schien er sichtlich gerührt. Am Schluss des Gesprächs riet ich ihm, darüber nachzudenken, ob er mich trotz meiner offensichtlichen Schwächen weiterhin als Lehrer akzeptieren könne und von meinem Wissen und meinen positiven Eigenschaften lernen wolle. Außerdem erklärte ich ihm, dass ich ihn und seine Fähigkeiten wertschätze und mich freuen würde, wenn er seine Ausbildung bei mir fortsetzte. Durch diese Begegnung sind wir uns näher gekommen und haben bis heute eine freundschaftliche Beziehung, die auf Respekt basiert.

Natürlich ist es oft der Fall, dass Menschen lieber hinter dem Rücken der anderen über deren Schwächen reden, weil sie ahnen, dass eine offene Aussprache auch für sie selbst unangenehm werden könnte, geht es doch auch um ihren eigenen Schatten, der sie gerade so stört. Gerade deshalb lohnt es sich aber gerade für beide Seiten, offen zu sein für ehrlich gemeinte Rückmeldungen und sich lediglich vor Neid und Missgunst zu schützen.

Reflexion über die Identifikation mit dem Ego

Typische Ich-Identifikationssätze, die uns und andere in Schwierigkeiten bringen können, lauten:

- Ich bin nicht gut genug – Minderwertigkeit
- Ich weiß es besser – Überheblichkeit/Arroganz
- Ich weiß es – Ignoranz
- Ich werde ausgenutzt – Opferbewusstsein
- Ich bin im Recht und darf deshalb anderen schaden – Täterbewusstsein

- Ich finde den anderen nicht gut genug – Urteil
- Ich finde mich nicht liebenswert – Selbstzweifel
- Ich fühle mich verantwortlich dafür, dass der andere leidet – Schuldgefühl
- Es kann hilfreich sein, diese Sätze für sich zu reflektieren, denn jeder Ich-Gedanke hat Wirkung auf unser Leben. Mit jedem Gedanken schöpfen wir die Welt. So können wir mit positiven Ich-Sätzen eine positive Welt schöpfen.

Innere Haltungen und Sätze, die unser Leben und andere Menschen positiv verändern können, sind:

- Ich fühle mich verbunden mit dem inneren Meister – schafft Einheitsbewusstsein
- Ich liebe mich so, wie ich bin, und ich liebe dich so, wie du bist – schafft bedingungslose Liebe
- Ich bin mir sicher, dass ich einen schmerzvollen Verlust annehmen kann – schafft Trost
- Ich bin bereit, mein Ego zu reflektieren – schafft Klarheit und Demut
- Ich bin bereit, auch schwierige Situationen anzunehmen und zu lernen, mit ihnen umzugehen – schafft Akzeptanz
- Ich bin bereit für neue Herausforderungen – schafft Mut und Offenheit
- Ich bin bereit, Neues zu lernen – schafft Wachstum
- Ich bin bereit, alles, was mir und anderen schadet, zu reduzieren und all das, was mir und anderen gut tut, vermehrt zu praktizieren – schafft Transformation
- Ich bin bereit, den Meister in mir zu finden und ihm zu vertrauen – schafft Urvertrauen und Kraft

Je mehr es Ihnen gelingt, Ihre schädlichen Gedanken und Worte zu erkennen und in positive umzuwandeln, desto weniger werden Sie von Ihrem Ego negativ beeinflusst. Eine starke Ego-Identifikation abzubauen ist schwieriger, als ein schwaches Ego zu stärken. Ein „gesundes Ego“ kann je nach Situation angemessen agieren. Es hilft uns, die Dinge klar wahrzunehmen und die richtigen Schlüsse zu ziehen. So ist es durchaus empfehlenswert, ein gesundes Selbstvertrauen zu kultivieren. Übersteigerte Selbstsicherheit bringt einen jedoch schnell aus dem Gleichgewicht und kann zu Arroganz, Überheblichkeit, Eitelkeit, Fanatismus und Narzissmus führen. Mangelndes Selbstbewusstsein zieht hingegen Minderwertigkeitsgefühle, Ängstlichkeit, Resignation, Abhängigkeit, Unterwürfigkeit und Suchtverhalten nach sich.

Manchmal geraten wir aus dem Gleichgewicht und beschweren uns dann gern in erster Linie über andere. Doch hier ist Vorsicht geboten, denn letztlich fällt dies doch wieder auf uns zurück. Wir alle kennen in diesem Zusammenhang das Sprichwort „Wer anderen eine Grube gräbt, fällt selbst hinein“. Oder es kann auch passieren, dass wir uns selbst überschätzen und überheblich werden. Meist stellen wir dies erst im Nachhinein fest, wenn unser Vorhaben schiefgegangen ist. Auch hierfür kennt der Volksmund ein passendes Sprichwort: „Hochmut kommt vor dem Fall.“

Das Leben bietet uns jeden Tag unzählige Gelegenheiten, wieder in die Balance zu kommen. In meinen Yogaausbildungskursen erlebe ich regelmäßig, wie einige ihr Ego abbauen und andere es aufbauen. Doch am Ende der gemeinsam verbrachten Wochen sind meist alle in einer gesunden Balance.

Das Ego gänzlich aufzugeben und zu eliminieren, wie es einige Lehrer propagieren, halte ich für sinnlos und auch für unmöglich. Durch unseren Verstand und unsere Gefühle erfahren wir uns im Leben. Unser Ich-Gefühl gibt uns die Möglichkeit, uns mit Dingen zu identifizieren, die Kraft und Lebensfreude schenken. Es verleiht eben jene Individualität, die uns als Mensch einzigartig macht. Insofern ist es nicht das Ego, das Leiden schafft, sondern unsere Anhaftung daran. Bei dem Aufbau bzw. Abbau des Ego sollte es deshalb wohl in erster Linie darum gehen, den passenden Umgang damit zu finden. Dabei ist es hilfreich, seine Schwächen und Stärken im Auge zu behalten, um sich des Ego bewusst zu werden. Je bewusster ein Mensch ist, desto mehr wahre Demut und Bescheidenheit strahlt er aus. Je geringer also die Anhaftung an Ihr Ego ist, desto einfacher wird Ihr Leben sein. Sie sind in der Lage, selbst die schwierigsten Situationen zu meistern, wenn Sie sich mit dem inneren Meister verbinden. Ihre Anhaftung kann nicht mehr wirken, wenn der Ich-Gedanke Sie nicht dominiert. Sie nehmen dann alles viel weniger persönlich und erfahren dadurch Freiheit von Ihrem ansonsten dominierenden Verstand.

Üben Sie sich darin, sich jeden Tag mit dem inneren Meister zu verbinden, und erleben Sie die Freiheit vom Ego. Auch hier gilt der Ausspruch „Übung macht den Meister". Selbst wenn Sie dabei manchmal Rückfälle haben und die Anhaftung an das Ego spüren, werden Sie dies doch immer schneller erkennen und wieder in Ihre Mitte gelangen. Und wenn Sie sich so zentrieren, spüren Sie, dass Sie auf dem richtigen Weg sind. In Ihrem Leben werden Sie dann mehr Ausgeglichenheit und Leichtigkeit erfahren. Auch Humor ist hier ein wirksames Mittel. Er hilft Ihnen, das Ego nicht allzu ernst zu nehmen. Mit Humor können wir das Leben leichter annehmen, und die Identifizierung mit dem Ego löst sich im Lachen auf – wie eine Seifenblase, die platzt. Aus höherer Sicht ist das Ego nur ein Gedankenkonstrukt. Im Lachen oder in der Stille wird uns dies bewusst.

Wünsche und Suchtbefriedigung

Laut den Aussagen des Buddha sind die Wünsche und das Verlangen *(Raga)* die Hauptgründe für menschliches Leiden. Das Verlangen und das Streben nach der Befriedigung unserer Sinne sind starke Kräfte, die uns in unserem Leben bewegen. Der Geist steht häufig so unter dem Bann dieses Verlangens, dass die Wahrnehmung vollkommen beeinflusst ist von diesen starken Trieben. Das Verlangen ist ein Urtrieb, der uns am Leben erhält und uns immer wieder zu Leistung und Fortschritt antreibt. Es kann uns aber auch völlig blind und gierig machen und uns in starke Abhängigkeiten und in Suchtverhalten führen. Heute nehmen alle möglichen Süchte immer mehr zu, und viele Menschen leiden unter ihrer Abhängigkeit oder gehen sogar daran zugrunde. Selbst kleine Süchte können uns und anderen großen Schaden zufügen.

Reflexion über Wünsche und Sucht

Da wir zunehmend in einer Suchtgesellschaft leben, ist es ratsam, darüber zu reflektieren:

- Wie äußert sich Sucht in meinem Leben?
- Wie äußert sich mein Verlangen?
- Gibt es Dinge, nach denen ich süchtig bin und die mein Leben negativ beeinflussen?
- Bin ich bereit, einen Weg aus der Sucht zu finden?
- Wie gehe ich damit um, wenn meine Wünsche nicht erfüllt werden?

Nehmen Sie sich jetzt einen Moment Zeit und schreiben Sie auf, welche Angewohnheiten Sie gerne reduzieren und welche Wünsche Sie sich gerne erfüllen möchten.

Als mir eine Kollegin vor Kurzem erzählte, sie sei auf Partnersuche, fragte ich sie, welche Wünsche sie denn an einen Partner habe. Sie antwortete mit einer langen Wunschliste. Als ich sie dann fragte, was sie dafür in einer Partnerschaft anzubieten habe, blieb sie erst einmal sprachlos. Das hatte sie sich noch gar nicht überlegt. Sie bedankte sich bei mir für die Frage und meinte, ihr sei jetzt bewusst geworden, dass Sie vielleicht zu viele Wünsche habe und auf diese ziemlich fixiert sei. Kurz darauf fand sie einen tollen Partner, der überhaupt nicht ihrer Wunschvorstellung entsprach.

Die Sinnesbefriedigung und das Verlangen zu verdammen ist lebensfeindlich und verschlimmert meiner Meinung nach nur das Suchtverhalten. Das konnte ich bei vielen Menschen beobachten, die ihre materiellen Wünsche oder ihre Sexualität wegen einer fanatischen Lehre eine Zeit lang unterdrückten. Als sie sich dann von der dogmatischen Lehre und dem Gruppendruck befreiten, schlug das Pendel meist ins Gegenteil um. Auch beim Fastenbrechen geschieht es oft, dass wir von einem Extrem ins andere geraten. Das Ziel ist – wie bei der Auseinandersetzung mit dem Ego – einen Umgang mit unserem Verlangen und unseren Leidenschaften zu finden, der uns ins Gleichgewicht bringt und jenes Maß hat, das unserem ganz individuellen System entspricht. Wenn wir unsere Sinne zu straff zügeln, wird der Geist „bockig"; wenn wir aber unsere innere Leine dauernd zu locker lassen, verlieren wir uns in Zügellosigkeit oder Trägheit und können leicht Suchtverhalten entwickeln.

Wie bei allen Veränderungen ist der Weg aus Abhängigkeiten in kleinen Schritten einfacher und auf lange Sicht meistens erfolgreicher. Da ich seit mehr als fünfzehn Jahren Ernährungsberatungen anbiete, weiß ich, dass wenige und kleine Veränderungen für die meisten Menschen eher umzusetzen sind als strikte Diätpläne.

Reflexion über das Verlangen

Jedes Mal, wenn in uns starkes Verlangen aufkommt, können wir, statt ihm nachzugeben, darüber reflektieren:

- Brauche ich das jetzt wirklich?
- Tut mir das jetzt gut?

Indem Sie das Verlangen betrachten, haben Sie bereits eine gewisse Distanz zum Reiz und die Möglichkeit, sich den Raum zu geben, um nicht sofort das Verlangen zu erfüllen. Je mehr Ihnen dies gelingt, desto weniger werden Sie Ihrem Verlangen nachgeben und desto souveräner werden Sie damit umgehen können.

Zusätzlich mag es hilfreich sein, Ihr Verlangen zu benennen, zum Beispiel: Lust auf ein oder mehrere Gläser Wein, und wahrzunehmen, in welchen Situationen dieses Verlangen auftritt. Sicherlich haben Sie schon beobachtet, dass bei Stress oder Langeweile die Begierde und Konsumlust zunehmen. Überprüfen Sie einmal, ob dies auch auf Sie zutrifft. Statt dann Ihre Begierde zu „füttern“ können Sie eher etwas tun, das Ihnen wirklich gut tut und Ihnen Kraft gibt.

Obwohl viele Menschen wissen, dass es beispielweise ungesund ist, spät abends noch zu essen, naschen sie trotzdem beim Fernsehen. Unterwegs zwischen Kühlschrank (Esssucht) und Fernseher (TV-Sucht), verbunden mit dem Konsum von Zigaretten (Nikotinsucht) und Alkohol (Alkoholsucht), verbringen viele Menschen einen Feierabend, der mehr einem Suchtabend gleicht. Als Folge davon haben viele Mühe, am Morgen aufzustehen, und keine Lust zu arbeiten. Viele Krankheiten sind eine Folge dieses Lebenswandels. Das Buch der russischen Ärztin

Galina Schatalova „Wir fressen uns zu Tode“ zeigt wissenschaftlich fundiert auf, welchen Schaden die Menschen sich durch das Überessen zufügen. Weniger und bewusst zu essen kann viele Krankheiten lindern und oft auch heilen.

Jeden Moment, in dem wir Gier in uns spüren, haben wir die Möglichkeit, unsere Aufmerksamkeit auf etwas anderes zu lenken. So lösen wir uns von der Abhängigkeit und Zwanghaftigkeit und können frei entscheiden, welche Wünsche wir uns wirklich erfüllen wollen. Studien über Glücksforschung haben dokumentiert, dass Menschen, die weniger konsumieren, oft glücklicher sind als Menschen, die sich sehr viel leisten. Gier kann uns unersättlich machen. Um sie zu befriedigen, verbrauchen wir viel Zeit, Geld und Energie.

Generell und über den Daumen gepeilt kann man sagen, dass im Vergleich Menschen im Westen eher Geld, Menschen in Indien dagegen Zeit haben. Ein einfaches Leben, in dem bewusst auf Dinge verzichtet wird, kann uns als Vorbild dienen, Geld zu sparen und unsere Zeit für sinnvolle Tätigkeiten zu nutzen. Viele meiner Yogaschüler haben zum Beispiel ihr morgendliches ausführliches Badezimmerritual verkürzt und üben dafür täglich Yoga, was viele positive Wirkungen hat.

Der bekannte Hare-Krishna-Mönch Krishna Chandra erzählte mir vor vielen Jahren, wie erleichtert er sich bei seiner Einweihung als Mönch fühlte, als er alles abgab und nur seine Mönchskleider und ein paar Utensilien besitzen durfte. Besitz kann uns in Besitz nehmen, unfrei machen und süchtig nach immer mehr. Genügsamkeit kann dagegen glücklich machen. Häufig freuen wir uns doch gerade über die kleinen Dinge und Überraschungen. Es bei der großen Freude über eine kleine Menge zu belassen ist eine Kunst, die sich zu erlernen lohnt. Wenn es bei Ihnen zu gelegentlichen Rückfällen in altes Konsumverhalten,

wie unnötiges Einkaufen oder übermäßiges Fernsehen, kommen sollte, dann nehmen Sie dies als Übung, großzügig zu sein und sich selbst zu verzeihen.
Natürlich gibt es auch Wünsche, die nicht materieller Natur sind, wie das Verlangen nach Anerkennung, Erfolg, Macht und Sexualität. Auch in diesen Bereichen geht es aber darum herauszufinden, was in welcher Menge und Form für Sie passend ist und Sie im Gleichgewicht hält. Ihre Bedürfnisse wandeln sich; deshalb dürfen Sie und sollten Sie auf der Suche nach Ihrem ganz persönlichen Maß immer wieder in sich hineinspüren. Das ist schon eine wunderbare Übung, der Stimme des inneren Meisters mehr Raum zu geben und das Ego zu verfeinern.

Reflexion über Bedürfnisse

Für dieses Hinspüren zu Ihren Bedürfnissen lauten die wiederkehrenden Fragen:

- Ist es gerade das Ego oder die innere Stimme der Weisheit, der ich folge?
- Was brauche ich in diesem Moment?
- Wie setze ich es um?
- Welche Wünsche möchte ich mir in nächster Zeit erfüllen?
- Wie kann ich mein Leben vereinfachen?
- Wie kann ich Zeit schaffen für sinnvolle Tätigkeiten, die mir am Herzen liegen?

Als Beispiel zu diesem Üben, mit der inneren Stimme im Umgang mit Bedürfnissen in Kontakt zu sein, passt meine Arbeit an diesem Buch. Seit längerer Zeit spürte ich bereits einen Drang in mir, ein Buch über den inneren Meister zu schreiben. Um mir diesen Wunsch zu erfüllen, habe ich mir Zeit geschenkt und bewusst eine Weile auf meine Arbeit in der Schweiz verzichtet. Um die nötige innere Ruhe und Klarheit zum Schreiben zu haben, suchte ich mir als Rückzugsort eine Fastenklinik in Thailand aus, die auf einer ruhigen Insel und direkt am Meer liegt. An diesem Ort gelang es mir, das Buch aus dem Herzen heraus zu schreiben und Sie damit von innen heraus anzusprechen. Damit habe ich mir, wie Sie nun sehen, die letzte der oben genannten Reflexionsfragen beantwortet.

Ich lade Sie an dieser Stelle ein, nun selbst diese Reflexionsfragen zu beantworten. Die Beschäftigung mit diesen Fragen kann ein guter Einstieg sein, denn wenn es uns gelingt zu erspüren, was wir wünschen und brauchen, sind wir bereits auf dem Weg zu einem glücklichen und erfüllten Leben. Teil dieser Reflexion ist es, wahrzunehmen, wann unsere Erwartungen nicht realistisch sind. Dann ist es hilfreich, diese Erwartungen loszulassen und zu akzeptieren, dass wir nicht immer bekommen, was wir wollen, sondern oft eher das, was wir brauchen.

Reflexion über Erwartungen

Um zum Beispiel unrealistische Erwartungen und Wünsche an andere zu durchschauen, können die folgenden Fragen hilfreich sein:

- Kann ich von einem Menschen, der sich selbst nicht respektiert, Respekt erwarten?
- Ist es gerechtfertigt, einem Menschen zu vertrauen, der sich selbst nicht vertraut?
- Sind meine Wünsche an diesen Menschen überhaupt gerechtfertigt?

Gelingt es uns, solche Fragen rechtzeitig zu beantworten, können wir Verhaltensweisen und Situationen annehmen, die nicht unseren Erwartungen entsprechen. Das ermöglicht uns mehr und mehr Freiheit von Fixierungen, und wir fühlen mit, statt zu urteilen. Wir entspannen uns, wenn etwas nicht nach unseren

Vorstellungen läuft, und haben damit auch auf unser Umfeld eine entspannende Wirkung. Gerade wenn etwas nicht nach Ihrem Plan läuft, ist es sinnvoll, sich zu entspannen und tief durchzuatmen. Vielleicht sind Sie gerade mit Ihrem Ego unterwegs und der innere Meister erinnert Sie daran, dass es sinnvoller ist, einen anderen Weg zu gehen.

Lernen Sie, Ihre wahren Bedürfnisse wahrzunehmen und sie zu erfüllen. Entdecken Sie die Freude des absichtslosen Gebens. Sie wird Ihr Leben bereichern und Ihr Verlangen mäßigen. Freuen Sie sich an sich selbst und allem, was Sie haben. Dies wird Ihnen grenzenlose Zufriedenheit schenken, die Sie weder kaufen noch durch Sinnesbefriedigungen erreichen können.

Abneigung und Hass

Unangenehme Erfahrungen bringen ein Gefühl des Widerstands hervor. Der Körper und die Muskeln ziehen sich zusammen, der Geist verschließt sich und reagiert mit Abwehr, Bewertung, Rückzug und Verdrängung. Wenn wir unangenehme und schmerzvolle Empfindungen erleben, verhärten wir uns und errichten auch körperlich eine Abwehrhaltung. Oder es fällt uns schwer, diese unangenehmen Situationen überhaupt anzunehmen. Lieber blenden wir sie dann aus und verdrängen unsere Gefühle. Hier haben wir es mit einem weiteren der fünf *Kleshas* zu tun, die Patañjali in den Yogasutras beschreibt: der Abneigung *(Dvesha).*

Es gibt Menschen, die stören sich an allem: dem Wetter, dem Verkehr, der Arbeitskollegin, dem Tee in der Pause, den E-Mails usw. Sie sind gefangen in einem zwanghaften Abwehrverhalten und empfinden Nichtakzeptanz und Widerwillen gegenüber dem, was jetzt gerade ist. Ist es aber wirklich das Wetter, der Verkehr, die Kollegin usw., die sie so stört? Würden wir achtsam hinschauen, nähmen wir wahr, dass eine ganze Abfolge an Gedanken bzw. Glaubenssätzen mit diesem Widerstand verbunden ist. Unbewusst nähren wir diesen Wiederstand, indem sich unser Geist in dieser negativen Gedankenkette verstrickt, durch die wir immer intensivere Abneigung empfinden. Wir steigern uns hinein. So können selbst kleine Dinge Menschen zum Ausrasten bringen. Wir alle haben solche Gedankenketten, die wir immer wieder abrufen, weil sie in uns gespeichert sind. Erst wenn wir innehalten und beobachten, können wir die wahren Ursachen für diese Abwehr in uns selbst entdecken.

Vielen Yogaschülern wird erst in meinen Ausbildungen zum Yogalehrer bzw. zum Yogatherapeuten bewusst, weshalb sie gewissen Yogaübungen gegenüber abgeneigt sind. Es sind meistens genau diese Übungen, die ihnen schwerfallen, die sie am meisten brauchen, um ins Gleichgewicht zu kommen. So brauchen zum Beispiel flexible Menschen Übungen für mehr Stabilität und kraftvolle Menschen eine Yogapraxis für mehr Flexibilität. Ungeduldige sollten länger in den Stellungen verweilen und eben da Geduld üben. Menschen, die sich und andere ständig überfordern, dürfen lernen, mit weniger Anstrengung zu üben.

Die Macht der Gewohnheit ist stark und lässt uns immer wieder in unsere alten Muster fallen, obwohl wir wissen, dass wir uns und anderen damit Schaden zufügen. Veränderungen anzunehmen fällt schwer. Veränderung kann uns verunsichern, wenn wir uns vor dem Unbekannten fürchten und die Unbeständigkeit des Lebens an unserem Sicherheitsgefühl rüttelt.

In unserem Körper finden wir sicher Bereiche, die sich verspannt anfühlen. Wenn wir genauer hinspüren, stellen wir fest, dass sich die Körperempfindungen ständig verändern. Dort, wo wir unsere Achtsamkeit hinlenken, fließt die Lebensenergie. Reagieren wir mit Widerstand auf eine unangenehme Empfindung, verstärkt sich diese. Begegnen wir ihr mit Akzeptanz und Mitgefühl, vermindert sich das unangenehme Gefühl auf der körperlichen und geistigen Ebene. Jedes Mal, wenn es Ihnen gelingt, die Ursachen Ihres Widerwillens zu verstehen und bewusst mit Mitgefühl und Verständnis auf sie einzugehen, werden Sie wahre Wunder erleben. Sie können so Ihre bisherige Gedankenkette durch eine neue, positivere ersetzen. So können Sie unangenehme Situationen dankbar annehmen und als Übung sehen, um bereits vorhandene Qualitäten in sich, wie Akzeptanz, Mitgefühl, Toleranz, Großzügigkeit und Gelassenheit, zu fördern.

Dazu eine kurze Geschichte: Ein indischer Meister wurde von seinen Schülerinnen informiert, dass sie einen Schüler weggeschickt hätten, der sie ständig gestört habe mit seinem Verhalten. Er habe auf den Lehrer geschimpft und alle genervt mit seinen dummen Aussprüchen. Darauf befahl der Meister den Schülerinnen, den Störenfried sofort zurückzuholen. Er erklärte Ihnen, dass, wenn sie ihn nicht tolerieren könnten, sie auch nichts von dem verstanden hätten, was er sie lehre.

Reflexion über den Umgang mit unangenehmen Situationen

Nun ein paar Reflexionsfragen dazu für Sie:

- Welche schmerzvollen körperlichen Erfahrungen habe ich gemacht?
- Welche Krankheiten habe ich schon durchlebt?
- Welche Situationen waren für mich besonders schmerzvoll?
- Was habe ich dadurch gelernt?
- Worüber rege ich mich am meisten auf?
- Was stört mich an mir selber am meisten?
- Welche Menschen kann ich nicht ausstehen?
- Wie gehe ich damit um, wenn ich mit einer unangenehmen Situation konfrontiert bin?
- Bin ich bereit, Widerwillen anzuschauen und anzunehmen?
- Bin ich bereit, solche Situationen als Lernsituationen und Übungsfelder zu nutzen?
- Wenn nicht, warum nicht?

Hass ist eine gesteigerte Form von Ärger und Wut. Er baut sich in einer Spirale auf, bis er eskaliert und fürchterlichen Schaden anrichten kann. Wozu Menschen fähig sind, wenn ihr Hass eskaliert, sehen wir an all der Gewalt, dem Terror und Krieg in der Welt.

Es beginnt meist damit, dass wir uns über das Verhalten anderer ärgern, da dieses nicht unseren Regeln und Vorstellungen entspricht. So kann es zum Beispiel einen Schweizer ärgern, wenn jemand zehn Minuten zu spät kommt, was in asiatischen Kulturen aber als völlig normal empfunden wird. Es ist nicht die Situation als solche, die uns ärgert, sondern unsere Interpretation dieser Situation. Wir fühlen uns nicht respektiert und reagieren mit Ärger und Wut. Je näher uns ein Mensch steht, desto wütender kann er uns machen. Je mehr Ärger und Wut ein Mensch in sich aufgestaut hat, desto wahrscheinlicher wird er diese gegen sich und andere Menschen richten. Gehen zwei wütende Menschen miteinander in Resonanz, kann es zu heftigem Streit und zu Gewalt kommen.

Hass entsteht oft durch starke Verletzungen und Zurückweisungen. Er schafft Feindschaft, macht unglücklich und vergiftet den Menschen, der hasst. Um sich von seinem Hass zu lösen, ist es wichtig, sich und anderen zu verzeihen und den eigenen Anteil an der Situation anzuschauen. Bei allen Hindernissen geht es darum hinzuschauen, um Licht ins Dunkel (in unseren Schatten) zu bringen. Wenn Sie mit stark ablehnenden Gefühlen auf etwas oder jemanden reagieren, hat dies immer auch mit Ihnen selbst zu tun. Solange Sie diesen Zusammenhang nicht anschauen möchten, wird Sie Ihr eigener Schatten immer wieder einholen und Sie daran hindern, den inneren Meister wahrzunehmen. So ist der Hass, wie alle anderen zerstörerischen Gefühle, ein Wegweiser, um mit uns selbst ins Reine zu kommen.

Um trotz Wut und Ärger miteinander zu kommunizieren und Konflikte zu klären, eignet sich die bereits erwähnte Methode der gewaltlosen Kommunikation; denn Mitgefühl und Verzeihen bewirken Wunder. Meine wichtigste Erfahrung mit Wut habe ich nach der Trennung von meiner Exfrau erfahren, als sie mir verweigerte, meine Kinder zu sehen. Ich empfand dies als schmerzvoll und ungerecht und verstrickte mich dabei völlig in meiner Wut, um andere schmerzliche Gefühle zu verdrängen.

Selbst in der Wut gefangen habe ich in dieser Situation andere Menschen angezogen, die ein hohes Wutpotenzial in sich tragen, und dadurch eine Reihe unheilsamer Entscheidungen getroffen. Durch diese Erfahrung wurde mir bewusst, wie viel Wut noch in mir gespeichert war, ohne dass ich sie bis dahin bemerkt hatte. Heute bin ich sehr dankbar für diese „Wuttherapie“, konnte ich dadurch doch lernen, Schmerz und Ungerechtigkeit anzunehmen, meine eigene Wut zu reflektieren und vor allem Mitgefühl und Verzeihung im Leben anzuwenden. Durch eine intensivere Verbindung zum inneren Meister wurde es mir möglich, mir und meiner Exfrau zu verzeihen, und konnte dadurch ein wahres Wunder erleben.

Wenn Sie sich vergeben, geben Sie dem anderen die Chance, ebenfalls zu vergeben und sich zu heilen. Es braucht manchmal etwas Geduld, doch in den meisten Fällen geschehen Wunder, wenn man aufrichtig und ehrlich vergibt. Heute sind meine Exfrau und ich glücklich darüber, dass wir uns wieder respektvoll begegnen. Unsere gemeinsamen Kinder haben sich sehr darüber gefreut und wachsen jetzt mit Eltern auf, die ein harmonischeres Verhältnis zueinander haben. Jede schwierige Situation ist also eigentlich ein Glücksfall und bietet die Chance, Hindernisse in sich zu erkennen und durch Bewusstheit zu transformieren. Die Hindernisse sind Einladungen des inneren Meisters, bewusst zu werden und unbewusste Anteile in uns aufzulösen. Diese Einladungen können wir dankend annehmen. So gesehen ist Hass nur ein Mangel an Bewusstheit oder Liebe und bietet eine Chance zur Heilung für uns selbst und für andere.

Reflexion über Wut und Ablehnung

Betrachten Sie nun im Zusammenhang mit diesen Themen der Wut und Ablehnung Ihr eigenes Leben:

- Gibt es einen Menschen, den ich stark abgelehnt habe oder immer noch ablehne, weil er mir Unrecht zugefügt hat oder mich auf andere Weise stört?
- Welche Situationen lösen bei mir starke Widerstände und Ärger aus?
- Was könnten die Gründe dafür sein, dass ich so starke Gefühle habe?
- Habe ich mir für Handlungen verziehen, mit denen ich anderen und mir Unrecht getan habe?
- Gibt es Menschen, denen ich verzeihen möchte, es aber noch nicht schaffe?
- Wie wäre es, wenn ich mit allen Menschen im Reinen leben würde und sogar meinen Neidern und Feinden Gutes wünschen könnte?
- Bin ich bereit, bei ernsthaften Schwierigkeiten in meinem Leben Hilfe anzunehmen von Therapeuten oder Freunden, die mich in diesem Prozess unterstützen können?

Der Friede beginnt in Ihnen, und wenn Sie in Frieden mit sich sind, leben Sie auch in Frieden.

Fesseln der Angst

Es gibt viele Situationen, vor denen wir uns fürchten und die uns immer wieder blockieren können, zum Beispiel Angst vor Krankheit, vor dem Versagen, vor Verlust oder vor Veränderungen. Diese Angst *(Abhinivesha)* bezeichnet Patañjali in den Yogasutras als das fünfte Hindernis auf dem Weg. In der Angst erstarrt der Körper, der Atem wird blockiert, die Muskeln verkrampfen und die Herzfrequenz sowie der Blutdruck erhöhen sich. Ängste können uns fesseln und handlungsunfähig machen; sie können ein wirklich machtvolles Hindernis sein. Nicht umsonst gibt es die Redewendung „sich vor Angst in die Hosen machen". Bei kleinen Kindern kann man tatsächlich beobachten, wie sie in angespannten Situationen die Blase nicht mehr kontrollieren können.

Das Ego hat Angst, die Kontrolle zu verlieren, und die wohl größte Angst, die Menschen – und sogar Weise – haben, ist die Angst vor dem Tod. Andere Ängste mögen wiederum völlig unbegründet sein und nur auf Befürchtungen basieren, die gar nicht eintreffen. Doch sind Ängste nicht immer nur als negativ anzusehen. Sie können uns auch davor schützen, leidvolle Erfahrungen zu machen. Sie mahnen uns, vorsichtig zu sein. Veränderungen und Herausforderungen anzunehmen ist nur möglich, wenn wir lernen mit unseren Ängsten umzugehen und uns nicht von ihnen bestimmen zu lassen. Ängste können von Unwohlsein bis zur Panik reichen.

Wenn es uns gelingt wahrzunehmen, wann wir ängstlich sind, haben wir die Möglichkeit, innezuhalten und zu spüren, wie wir mit dieser Angst umgehen können. Dadurch erkennen wir, was uns hilft, die Angst abzubauen oder ganz loszulassen. So ist es beispielweise hilfreich, wenn wir Angst verspüren, etwas nicht zu schaffen, uns selbst Vertrauen zu schenken und die Herausforderung in kleinen Schritten zu bewältigen. Wichtig ist auch zu merken, wann Ängste gar nichts mit der aktuellen Situation zu tun haben, sondern eher in der Vergangenheit ihren Ursprung haben. Gerade tiefe, scheinbar unbegründete Ängste stammen oft von vergessenen, unbewussten Begebenheiten aus der Vergangenheit her oder aus früheren Leben. In Unruhe, Sorgen, Nervosität und Phobien zeigt sich diese Vergangenheit als Vermutung, dass etwas erneut geschehen könnte.

Die Angst, nicht zu genügen und abgewiesen zu werden, kann uns so einengen, dass wir unsere Authentizität aufgeben und die Verbindung zu uns selbst verlieren. Ängste, Zweifel und Misstrauen sind starke Kräfte, denen wir mit Offenheit begegnen sollten. Sie in kleinen Schritten anzugehen und abzubauen, hilft vielen Menschen, sich sicherer zu fühlen. Regelmäßige Meditation trägt dazu bei, diese tief sitzenden Neigungen durch Innenschau zu erkennen und aufzulösen. Je mehr Sie mit Ihrem Verstand identifiziert sind, desto intensiver werden Sie Gefühle der Angst heimsuchen und begleiten. Der innere Meister ist ständig im Hier und Jetzt, während der Verstand immer wieder rückwärts in die Vergangenheit und vorwärts in die Zukunft wandert. Um ungesunde Verhaltens- und Bewegungsmuster in gesunde umzuwandeln, braucht es oft viel Zeit und Geduld, denn ständig senden wir dem Körper Informationen, die Angst und Verspannungen erzeugen und beispielsweise lauten: „Ich werde bedroht und bin in Gefahr.“ Es ist daher kein Zufall, dass so viele Menschen im Nacken und in den Schultern verspannt sind.

Wir reagieren noch immer aus unserem „Reptilienhirn" heraus und empfinden selbst bei kleinen Unstimmigkeiten heftige Überlebensängste. Ein dunkles Muttermal am Körper reicht schon aus, dass wir uns in Todesangst hineinsteigern, weil wir denken, wir hätten Krebs – auch wenn dies überhaupt nicht der Realität entspricht. Teilweise wird Angst auch bewusst geschürt, um Menschen zu manipulieren und in die Irre zu führen. Als Yogatherapeut bin ich schon unzähligen Menschen begegnet, die sich durch Ärzte einschüchtern ließen und sich durch deren Diagnose völlig verunsichert fühlten.

Mittlerweile erkennt auch die Schulmedizin an, dass die Psyche einen großen Einfluss auf unsere Gesundheit ausübt; denn Angst schwächt die körperliche Abwehr und das Immunsystem. Starke Ängste und Phobien können die geistige Gesundheit gefährden. Haben Sie schon beobachtet, dass Sie genau das anziehen, wovor Sie Angst haben? Ängste machen uns anfällig für Krankheiten, Unfälle, Gefahren und Unachtsamkeiten, die uns oder auch andere in Schwierigkeiten bringen können. Um glücklicher, gesünder und erfolgreicher zu leben, ist es notwendig, immer wieder hinzuschauen, wenn Ängste sich bemerkbar machen. Dabei erkennen wir, dass wir oft mit eingespielten Mustern auf unsere Angst reagieren.

Reflexion über Angst

Hier haben Sie die Möglichkeit, über die Ursachen Ihrer Ängste zu reflektieren und sich über Ihren Umgang damit klarer zu werden:

- Welche Ängste beschäftigen mich immer wieder?
- Worüber mache ich mir öfters Sorgen?
- Wie reagiere ich, wenn ich mit Ängsten konfrontiert bin?
- Was hilft mir, um mit Ängsten erfolgreich umgehen zu können?
- Wie reagiere ich, wenn andere Menschen in Ängsten gefangen sind?

Wie bei allen Hindernissen ist es auch hier wichtig, die Angst zunächst zu erkennen und wahrzunehmen. Wenn Sie die Angst akzeptieren können und nicht verdrängen, können Sie ihr begegnen, indem Sie tief atmen und Ihre Anspannung verringern. Entspannen Sie sich, indem Sie sich auf Ihren Atem konzentrieren und darüber reflektieren, was Sie jetzt gerade brauchen, um sich von Ihrer Angst zu erlösen. Je tiefer Ihr Vertrauen in das Leben und den inneren Meister ist, desto einfacher und öfter wird es Ihnen gelingen, die Ängste aufzulösen. Jede Erfahrung, in der Ihnen dies gelingt, wird Sie ausgeglichener machen und Ihren Gleichmut stärken.

Wer seine Ängste regelmäßig besiegt, wird immer mutiger im Leben. Das, was sich die Menschen am meisten wünschen, ist oft auch das, wovor sie sich am meisten fürchten: strahlende Gesundheit, Erfolg, Zufriedenheit, Erfüllung in der Liebe und Glück. Wenn Sie sich immer mehr von Ihren Ängsten befreien, werden Sie genau das anziehen, was wirklich zu Ihnen passt. Ihre angstfreie Ausstrahlung wird vielen Menschen ermöglichen, sich ebenfalls von ihren Ängsten zu lösen. Sie werden zur Inspirationsquelle, die andere Menschen ermutigt, das Leben zu führen, das sie sich wirklich wünschen. Ein Mensch, der viel Selbstvertrauen ausstrahlt, wirkt sehr anziehend, weil er uns die tiefe Wahrheit in uns selbst spiegelt. Die wenigen Menschen, die angstfrei leben, sind wegweisend für alle, die den Mut haben, ein befreites Leben zu führen. Das Leben schenkt Ihnen immer wieder Gelegenheiten, statt mit Angst mit Vertrauen zu agieren. Selbst wenn Sie manchmal rückfällig werden und ängstlich reagieren, werden Sie dies immer bewusster erkennen und sich schneller davon lösen können. Ihr Urvertrauen wird sich Ihnen mehr und mehr offenbaren, und Sie werden zu einem Helden, weil Sie sich immer mehr zutrauen. Andere Menschen werden sich über Sie wundern, weil Sie sich trauen, selbstbewusst und authentisch zu leben.

Die fünf Hindernisse – falsches Verstehen, Ego-Anhaftung, Gier, Abneigung und Angst – begegnen uns immer wieder im Leben. Jedes Mal, wenn Sie sie überwinden, werden Sie auf dem Weg zur Meisterschaft des Lebens die Hürden leichter bewältigen. Wenn Sie die erste Hürde „Nichtwissen“ *(Avidya)* überspringen, sind Sie in der Weisheit. Nach der zweiten Hürde, der Ichbezogenheit *(Asmita),* gelangen Sie in die Demut. Beim Überwinden der dritten, der Gier *(Raga),* erreichen Sie Zufriedenheit. Nach dem vierten Hindernis, der Abneigung *(Dvesha),* landen Sie in der Hingabe, und wenn schließlich die fünfte Hürde, die Angst *(Abhinivesha),* übersprungen ist, gelangen Sie ins Vertrauen. All diese Qualitäten werden wie Blumen aufblühen und den Duft von höchster Erfüllung in Ihr Leben wehen. Dann werden Sie selbst zu einer wunderschönen Blüte des Lebens, die Licht und Freude ausstrahlt. Der innere Meister und Ihre wahre Natur werden sich zunehmend offenbaren.

Teil 2
Wege zum inneren Meister

„Wer sucht, der findet“ heißt es schon in der Bibel. Und wer nicht sucht, kann auch nicht finden bzw. gefunden werden, möchte ich ergänzen. Wenn Sie bereit sind, werden Sie gefunden, und jede Suche endet dann. Wenn Sie nicht bereit sind, werden Sie auch nicht gefunden werden. Wenn Sie nicht bereits auf der Suche nach dem inneren Meister wären, hielten Sie dieses Buch jetzt nicht in Ihren Händen. Alles geschieht zur richtigen Zeit, wenn Sie dafür bereit sind. Nichts ist Zufall. Falls Ihre Bereitschaft für etwas jetzt nicht vorhanden ist, gibt das Leben Ihnen später die Möglichkeit, sich von Neuem bereit zu machen. Wir bekommen stets das, was wir brauchen.

Ob wir es nun den inneren Meister nennen, das Göttliche, das höchste Bewusstsein oder die Buddhanatur – alle Bezeichnungen sind nur Hinweise auf etwas, das unbeschreiblich und mit unserem Verstand nicht zu fassen ist. Man kann es umschreiben als das Licht in uns. Die höchste Wahrheit liegt jedoch jenseits von Worten und Begriffen und offenbart sich nur in der Stille, wenn der Geist ruhig ist. Sie kennen das Gefühl, wenn Sie staunen und sprachlos sind, sich tief verbunden mit allem fühlen. Wenn Sie im Einklang, in der Einheit sind, leuchtet der innere Meister auf. Wenn die Augen eines Menschen aufleuchten, erkennen Sie den Funken seines inneren Lichts. Ich selbst erhielt die bisher tiefste Erkenntnis in meinem Leben in einer Satguru-Meditation, als ich in einem Einheitszustand den wahren Meister in mir spürte. Diese Erfahrung hat mein Leben grundlegend verändert. Auch oder gerade weil ich manchmal noch von meinen Schatten der Unbewusstheit eingeholt werde, ist es mein Herzenswunsch, diese Beziehung zu vertiefen und andere Menschen dazu zu inspirieren, den Meister in sich zu finden. Es gibt zahlreiche Hilfsmittel aus verschiedenen Traditionen, die sich bei vielen Menschen bewährt haben, um die Einheit wiederzufinden.

In diesem Teil werde ich einige hilfreiche Wege und Techniken aufzeigen, um den Meister in sich zu finden. Dabei können Sie ausprobieren, welche Methode für Sie am besten geeignet ist. Es ist eine Entdeckungsreise, bei der Sie immer neue Aspekte finden können. Und wie bei allen Reisen, mögen Sie sich manchmal verirren und nicht am gewünschten Ziel ankommen. Ich wünsche Ihnen in jedem Falle spannende Erlebnisse und Einsichten auf dem Weg zu Ihrer wahren Natur. Es gibt viel zu entdecken.

Drei Schritte: Jetzt - Stille – Klarheit

Zunächst kommt es darauf an, überhaupt anwesend und wach zu sein für das, was um uns herum und in uns vor sich geht. Um sich der Fülle unseres Lebens bewusst zu werden, gibt es drei wertvolle Schlüssel – das Jetzt, die Stille und die Klarheit. Üben wir uns in diesen drei Aspekten eines zentrierten, in sich ruhenden Bewusstseins, schaffen wir in uns selbst einen Ort des Friedens und der Akzeptanz, einen Ort, an dem alles so sein darf, wie es jetzt gerade ist.

Jetzt

Das Jetzt ist der Eingang in das Reich der Meditation und der Stille.*

Jetzt ist der Moment. Leben findet immer im Jetzt statt, nicht in der Vergangenheit und nicht in der Zukunft. Natürlich ist es hilfreich, aus der Vergangenheit zu lernen und in der Gegenwart Pläne für die Zukunft zu schmieden, doch nur im Hier und Jetzt offenbart sich Ihnen, was jetzt gerade ist. Eckhart Tolles Buch „Jetzt – Die Kraft der Gegenwart" ist nicht umsonst eines der wertvollsten und erfolgreichsten Bücher, die zu diesem Thema geschrieben wurden. In einer klaren Sprache weist er seine Leser unermüdlich darauf hin, dass es darum geht, im Jetzt zu sein, ganz gegenwärtig zu sein. Er zeigt auf, dass nichts in der Vergangenheit geschehen ist und nichts in der Zukunft geschehen wird.

* Wenn nicht anders gekennzeichnet, stammen Zitate vom Autor selbst.

Alles geschieht im Jetzt, alles ist im Jetzt geschehen und alles wird immer im Jetzt geschehen.

Der erste Schritt, um ganz im Leben anzukommen, ist, den augenblicklichen Moment wahrzunehmen, so wie er ist. Oft sind wir in unserer Wahrnehmung von Eindrücken aus der Vergangenheit und Plänen für die Zukunft beeinflusst, sodass wir eigentlich abwesend sind und nur eingeschränkt mitbekommen, was gerade ist. Vergangenheit und Zukunft verdecken die Verbindung zum inneren Meister. Unbewusst vermeiden wir die Gegenwärtigkeit und verlieren uns in den Ablenkungsmanövern des Verstandes, der in den indischen Yogaschriften als ein wilder Affe beschrieben wird, der ständig von einem Baum zum anderen hüpft. Unbewusstheit, Unruhe, Ungeduld und Unachtsamkeit hindern uns daran, präsent zu sein, und bringen uns dazu, uns in reaktiven Mustern und in der Welt der Gegensätze zu verfangen.

Im Jetzt anzukommen ist deshalb auch der erste Schritt, um den Meister in sich zu entdecken. Dazu braucht es Übung und Achtsamkeit. Viele Meditationstechniken des Yoga oder auch die buddhistische Vipassana-Meditation sind Praktiken, die helfen, die Wahrnehmung im gegenwärtigen Moment zu schulen. Üben wir dies doch gleich mit einer Wahrnehmungsübung, die ein paar Minuten Achtsamkeit erfordert und die Sie regelmäßig in Ihrem Alltag anwenden können.

Übung, um im Jetzt zu sein

Lesen Sie zunächst eine der folgenden Fragen und verweilen Sie einige Zeit dabei. Dann gehen Sie weiter zur nächsten Frage, bis Sie schließlich ganz im Jetzt ankommen. Wenn Sie diese Übung regelmäßig machen, wird es Ihnen immer leichter gelingen, im Hier und Jetzt zu sein.

- Wie fühlt sich meine Körperhaltung gerade jetzt an?
- Wie nehme ich meinen Körper gerade wahr?
- Wo im Körper fühle ich den Atem am deutlichsten?
- Wie empfinde ich den Atem?
- Wie nehme ich meinen Geist wahr?
- Gelingt es mir, einfach nur die Gedanken zu beobachten?
- Ist es mir möglich, die Lücke zwischen den Gedanken wahrzunehmen?
- Wie lange hält dieser Zustand des Nichtdenkens an?
- Ist es mir möglich, die Gedankenleere auszudehnen?
- Wie fühlt es sich an, ganz gegenwärtig zu sein?
- Existiert ein Ich-Gefühl im Jetzt?

Diese Übung können Sie immer dann – auch in verkürzter Form – in Ihrem Alltag anwenden, wenn Sie sich aus der Gegenwärtigkeit entfernt haben. Dabei werden Sie feststellen, wie stark die Gewohnheit ist, abwesend zu sein, und wie all Ihre Hindernisse auftauchen, sobald Sie die Achtsamkeit für den jetzigen Moment aus den Augen verlieren. Sie können sich in jedem Moment für das Jetzt entscheiden, wenn Sie bewusst sind. Wenn Sie aber nicht bewusst sind, haben Sie nicht die Möglichkeit, sich zu entscheiden. Ihre alten Gewohnheiten werden Sie bestimmen. Dadurch wird Ihre Wahrnehmung getäuscht und Ihre Worte und Handlungen werden nicht den Erfolg bringen, den Sie sich wünschen.

Der innere Meister kann sich nur im Jetzt offenbaren. Deshalb betone ich hier, dass es der erste Schritt auf Ihrer Entdeckungsreise des Lebens und hin zu Ihrer wahren Natur ist, ganz im Augenblick zu sein. Wenn Sie diese Gegenwärtigkeit täglich üben, werden Sie sich Schritt für Schritt mit Ihrer Energiequelle verbinden, und Ihre Lebensenergie wird sich vervielfachen. Ich habe diese Erfahrung selbst gemacht. Seit ich in dieser inneren Verbindung bin, ist meine Lebensenergie unglaublich gewachsen. Wenn wir im Jetzt leben, tun sich unendlich viele Möglichkeiten auf und der Geist wird still.

Es geht darum, einfach hier zu sein. Das Jetzt ist der Eingang in das Reich der Meditation und der Stille. Egal, welche spirituelle Praxis oder Lebensphilosophie Sie bevorzugen, ist das Jetzt das erste Ziel auf der Reise zu Ihrem wahren Wesen. Im Jetzt ist es so, wie es ist. Jeglicher Widerstand, jegliche Wertung und jegliches Verlangen können sich jetzt auflösen. Der Eisberg des Ego schmilzt und geht auf im Ozean der Ewigkeit.

Stille

In der Stille erkennen Sie, wer Sie sind. Ich bin, der ich bin.

Wenn Ihre Aufmerksamkeit im Jetzt ist, haben Sie die Möglichkeit, Stille zu erfahren. Alle Gedanken und Worte kommen aus der Stille. Die Pause zwischen den Gedanken und Worten ist jene Stille, aus der auch der Klang kommt und in die er sich wieder auflöst. Wenn Sie vermehrt auf die Lücken zwischen einzelnen Wörtern oder die Leere nach dem Ausatmen achten, werden Sie die Stille erfahren. Wenn es Ihnen gelingt, im Außen Stille zu finden, nehmen Sie diese auch in sich wahr.

Da der Geist von Natur aus unruhig und ungeduldig ist, sind zahlreiche traditionelle Meditationstechniken und -übungen entstanden, mittels derer wir lernen können, uns geduldig auf die Stille zu fokussieren. In unserer stressbetonten und hektischen Zeit ist es nicht einfach, die nötige Sammlung für ein Innehalten zu finden. Es liegt an Ihnen, sich diese Momente zu schaffen. Vielen Menschen fällt es jedoch schwer, den Gedankenfluss abzustellen. Ständiges Denken und Grübeln kann uns wahrlich in einen Erschöpfungszustand führen. Zunehmende Schlafstörungen haben ebenfalls mit einem überreizten Nervensystem zu tun, das durch ständiges Gedankenkreisen sowie eine Überstimulierung mit Sinneseindrücken und Informationen aus dem Gleichgewicht geraten ist. So ist es nicht verwunderlich, dass immer mehr Menschen unter Burn-out leiden.

Hilfreich sind da Tätigkeiten, in denen Sie Ruhe finden, wie Entspannungsübungen aus dem Yoga, Naturbetrachtung oder das Verweilen an Orten der Besinnung. Um in die Stille einzutauchen, braucht es auch im Alltag Räume, in denen Sie sich wohlfühlen und zur Ruhe kommen. Einen solchen Ort können Sie sich in Ihrem Zuhause einrichten. Ein anschauliches Beispiel dafür ist ein fernsehsüchtiger Mann, der unter hohem Blutdruck litt und mir vor Jahren erzählte, er habe seinen Fernseher durch ein Aquarium ersetzt und beobachte nun jeden Abend eine Stunde lang die Fische. Dadurch konnte sich sein Blutdruck normalisieren, und seine Zufriedenheit und Lebensfreude hat zugenommen.

„Weniger denken und mehr atmen" ist ein Lebensmotto von mir, das ich gerne weiterempfehle. Viele meiner Yogaschüler berichten mir über den großen Wert einer Yogastunde, in der sie von allem abschalten können. Yoga sei wie eine Oase, in der sie ihre Batterien aufladen können. In der Stille beruhigt sich das Nervensystem und der Körper braucht weniger Energie. Der berühmte indische Yogameister T. Krishnamacharya zeigte in den 1940er-Jahren vor einer Gruppe von Ärzten, dass er durch Yogaübungen seinen Herzschlag für mehrere Minuten anhalten konnte. Ein Wunder, das die Schulmediziner zwar nicht nachvollziehen konnten, das aber ihr Interesse an den Wirkungen des Yoga weckte. Eine effektive Praxis, um den Geist zu beruhigen, ist das verlängerte Ausatmen und das Anhalten des Atems nach dem Ausatmen. Den Atem zu beobachten beruhigt diesen bereits. Und ein ruhiger Atem führt zu einem ruhigen Geist. Drängende Gedanken verlieren ihre Macht über uns, und Unruhe wird dadurch aufgelöst.

Ein leerer Geist kann aus dem Vollen schöpfen. Die Essenz aller Dinge ist die Leere – so hat es schon Buddha gesagt, und die heutigen Quantenphysiker bestätigen diese Erkenntnis. Haben Sie schon einmal beobachtet, wie kreativ Sie sind, wenn Ihr Kopf leer ist, und wie schwierig es dagegen ist, kreativ zu sein, wenn der Geist unruhig und überaktiv ist? Jedes Mal, wenn Sie tief durchatmen, können Sie wieder ins Jetzt kommen und sich mit der Stille in sich verbinden. Lärm kann uns aus dem Gleichgewicht bringen und heftige Störgefühle hervorrufen, weil unser Nervensystem belastet, ja überlastet wurde. Schreiende Babys haben schon manch liebevolle Mutter und fürsorglichen Vater an den Rand eines Nervenzusammenbruchs gebracht. In dieser lauten Welt wächst das Bedürfnis der Menschen, Momente der Ruhe zu finden, um abzuschalten. Stille entspannt die Muskeln, beruhigt Blutdruck und Herzschlag, verbessert die Funktion unserer Organe und besänftigt den Geist. Aus ganzheitlicher Sicht ist Stille für unsere körperliche und geistige Gesundheit äußerst wertvoll.

Reflexion über den Umgang mit Stille

An dieser Stelle lade ich Sie ein, innezuhalten und einige Reflexionsfragen auf sich wirken zu lassen:

- Gelingt es mir in meinem Alltag oft, die Stille wahrzunehmen?
- Was bringt mich am meisten aus der Ruhe?
- Wie gehe ich damit um, wenn ich unruhig werde?
- Gibt es Orte und Menschen, die ich regelmäßig aufsuche, um Stille zu erfahren?

- Welche Orte sind das?
- Welche Erinnerungen habe ich an Momente in meinem Leben, in denen ich tief mit der Stille verbunden war?
- Wie fühle ich mich, wenn ich in die Stille gehe?
- Wie fühle ich mich mit Menschen, die sehr ruhig sind und wenig reden?
- Welche Muster kann ich bei mir beobachten, die mich daran hindern, still zu sein?
- Wie wäre es, wenn ich vermehrt Stille in mein Leben bringen würde?
- Wie wichtig ist es mir, Stille intensiv zu erfahren?
- Wäre ich bereit, einen Schweigetag oder ein Schweigeretreat mitzumachen?
- Wie würde mein Leben aussehen, wenn ich mehr mit der Stille verbunden wäre?

Mehr Ruhe und Stille in Ihr Leben zu bringen wird es in vielen Bereichen positiv verändern. Sie werden ausgeruhter, ausgeglichener und klarer sein. In allen Lebensbereichen werden Sie erfüllter und erfolgreicher sein. In meinen Yogaausbildungskursen gibt es immer einen Tag der Stille. Die angehenden Yogalehrer berichten mir stets danach, welch tiefe Erfahrungen sie durch die Stille machen konnten. Die Wahrnehmung verändert sich. Wir erfahren uns und die Umwelt intensiver. Die Farben, Gerüche und Geräusche um uns nehmen wir so aufmerksam wahr wie sonst nie. Falls Sie schon Erfahrungen haben mit Stilleretreats, wissen Sie den Wert sicherlich zu schätzen. Uns wird dann bewusst, wie viel Energie wir durch unnötiges Reden verlieren und wie viel Energie und Zufriedenheit uns die Stille schenkt.

Unbewusst vermeiden viele Menschen die Stille, weil sie sich vor ihr fürchten. Durch ständige Ablenkung flüchten sie vor sich selbst. Das Ego hat Angst, die Kontrolle aufzugeben und sich der

Stille hinzugeben. Schmerzvolle Erfahrungen und die Anhaftung daran drohen dann ans Licht zu kommen. Die meisten Menschen sind außerdem vollständig vom Verstand beherrscht und identifizieren sich mit all ihren Gedanken, Emotionen, Wünschen und Abneigungen. Diese ständige Unbewusstheit führt zu großer Anspannung und hohem Energieverlust. Sie führt zu Unruhe und dem ständigen Drang, etwas zu tun. Vielen Menschen macht bereits die Vorstellung Angst, einmal einen Tag weniger oder gar nichts zu tun. Diese Rastlosigkeit führt außerdem dazu, dass viele Menschen ständig auf der Suche nach etwas sind, nach irgendetwas, das sie in Bewegung hält.

Diese Besessenheit des Verstandes liegt vielen chronischen Krankheiten zugrunde. In zahlreichen Yogatherapie-Einzelstunden konnte ich Menschen in die Stille begleiten, wo sie tiefe Erlösung und Klarheit erfahren haben. Wenn der Geist zur Ruhe kommt, werden uns Dinge plötzlich klar. Alle Fragen beantworten sich dann von selbst. Jeder Mensch kann alle Antworten in sich zu finden, wenn er bereit ist, die Stille zuzulassen. Es ist faszinierend, zu beobachten, wie meine Yogaklienten all ihre Fragen in der Stille klären können, und es erfüllt mich mit höchstem Glück, sie dabei zu begleiten. In der Stille löst sich alles auf. Sämtliche Einbildungen unseres Verstandes, Probleme und Ängste, die uns eben noch bedrängten, existieren nicht mehr. Es gibt keine Vergangenheit und keine Zukunft in der Stille. Alles ist so, wie es ist. Durch die Stille erlangen wir Befreiung von unserem unruhigen Geist. Stille schenkt uns die Möglichkeit, den inneren Meister wahrzunehmen. Er kommt zum Vorschein und offenbart uns Klarheit, Freiheit, Frieden, Licht, Liebe, Verbundenheit und Einheit. Das ist die Essenz aller Religionen, und sie kann nur in der Stille erfahren werden.

Übung für die Stille

- Setzen Sie sich mit einem Sitzkissen in einer bequemen Haltung auf den Boden oder setzen Sie sich auf einen Stuhl.
- Nehmen Sie Ihren Körper und Ihren Atem wahr und lassen Sie sich ein paar Minuten Zeit dafür.
- Nun beobachten Sie Ihre Gedanken und achten vor allem auf die Zwischenräume zwischen den einzelnen Gedanken. Bleiben Sie einige Minuten in dieser Beobachtung.
- Erleben Sie die Stille ganz bewusst. Auch wenn Gedankenwellen kommen, ist Ihr Fokus die Gedankenleere.
- Spüren Sie, dass alles aus der Stille kommt, und tauchen Sie ein in die Stille. Beobachten Sie, ob sich der Raum der Stille ausdehnt.
- Verweilen Sie noch einige Minuten in dieser letzten Phase der Übung.

Sobald es Ihnen gelingt, mühelos in die Stille einzutauchen, können Sie die einzelnen Abschnitte dieser Übung verkürzen.

Klarheit

Ihr wertvollster Diamant ist der innere Meister.
Er spiegelt Ihnen den Glanz der unendlichen Klarheit und Freiheit.

Wenn der Geist zur Ruhe kommt, klärt sich alles. Der unruhige Wellengang des Verstandes lässt es oft nicht zu, dass wir klar sehen. Unsere Wahrnehmung ist getrübt. Dadurch sehen wir nicht das, was ist, sondern eher das, was wir uns vorstellen, was wir uns wünschen oder was wir ablehnen. Wenn es nicht nach unseren Vorstellungen läuft, reagieren wir enttäuscht. Wenn jemand unsere Wünsche nicht erfüllt, sind wir frustriert. Dabei ist es offensichtlich, dass wir selbst verantwortlich sind für die Täuschung unserer Wahrnehmung und dass die Enttäuschung uns darüber lediglich Aufschluss gibt. So gesehen, ist jede Ent-Täuschung eine Chance, mehr Klarheit zu bekommen. Durch innere Sammlung und Stille werden die Gedanken klar. Daraus entstehen klare Worte und klare Handlungen. Alles kommt mehr in Übereinstimmung. Im Gegensatz dazu führt Unklarheit zu unklaren Gedanken und unklaren Handlungen. Jedes Mal, wenn im Leben etwas schiefläuft, kann mangelnde Klarheit die Ursache sein. Klare Gedanken und klärende Worte bringen die Dinge wieder in Ordnung und Harmonie.

Wenn unser Ziel und unsere Absicht klar sind, können wir die passenden Schritte gehen, die uns ans Ziel führen. Mit diesem Buch möchte ich Sie inspirieren, dem inneren Meister in sich mehr zu vertrauen und Ihr höchstes Potenzial zum Ausdruck zu bringen. Wenn Sie sich darüber klar werden, ob Ihnen dies wichtig ist und Sie die nötigen Schritte gehen und Einsichten erlangen wollen, können Sie dieses Ziel erreichen. Dieses Buch soll Ihnen Klarheit dafür schenken. Die Reflexionsfragen in den einzelnen Kapiteln geben Ihnen Gelegenheit, zu dieser Klarheit zu finden. Um die Antworten deutlich zu hören, bedarf es der Geduld und Bereitschaft. Wir sind es gewohnt, der lauteren Stimme unseres Verstandes zu folgen, und brauchen deshalb Übung, um die innere Stimme wieder wahrzunehmen.

Klarheit fördert unsere Erkenntnis, erhöht unsere Lebensenergie, erlöst uns von Unsicherheit und Unentschlossenheit. Sie fördert unsere Handlungsmöglichkeiten, bringt Ordnung ins Leben und ist einer der Schlüssel zu Erfolg in allen Bereichen des Lebens. Je klarer Sie in Ihren Absichten sind, desto eher werden Sie umsetzen können, was Sie sich wünschen. Jedes Mal, wenn Sie sich Ihrer Hindernisse bewusst werden, werden Sie sie noch schneller überspringen können. Anstatt immer wieder zu stolpern, werden Sie immer größere Hürden und Herausforderungen des Lebens meistern. Ihr Leben wird zunehmend leichter, und Sie legen sich keine unnötigen Steine mehr in den Weg. Ihre klare Ausstrahlungskraft kann Menschen anziehen wie ein Magnet. Durch Ihre Klarheit nehmen Sie Ihre Bedürfnisse wahr und wählen die Herangehensweisen, die Sie und andere glücklich machen. Umgekehrt werden Sie weniger Dinge tun, die Ihnen und anderen Schaden zufügen. Ihre Perspektiven erweitern sich, und das Leben bietet Ihnen neue Möglichkeiten. Selbst wenn Sie wieder einmal über ein bekanntes Hindernis gestolpert sind, können Sie augenblicklich wieder aufstehen und werden beim nächsten Mal achtsamer sein.

Reflexion über Klarheit

Reflexionsfragen führen uns in die Klarheit. Nehmen Sie sich, sobald Sie sich unsicher fühlen, eine Auszeit und stellen Sie sich Reflexionsfragen zu Ihrer momentanen Situation. Der innere Meister wird sie Ihnen gerne beantworten. Üben Sie regelmäßig, sich und anderen Menschen reflexive Fragen zu stellen. Es wird Ihnen und anderen helfen, die Antworten zu finden, denn sie sind schon da.

- Welche Mittel wähle ich, um Klarheit zu bekommen?
- Wie gehe ich damit um, wenn ich Unklarheit in mir spüre?
- Wie verhalte ich mich, wenn andere Menschen sich unklar äußern und verhalten?
- Gelingt es mir, Unklarheiten mit anderen Menschen in einem Gespräch zu klären?
- Kann ich meine Anliegen klar und deutlich kommunizieren?
- Wie ist es momentan um meine Klarheit in wichtigen Lebensbereichen, wie Gesundheit, Partnerschaft, berufliche Erfüllung, Lebensperspektive, bestellt?
- Was beschäftigt mich zurzeit am meisten?
- Welche Ziele haben in meinem Leben gegenwärtig Priorität?

- Welche Qualitäten und Handlungen sind nötig, um sie zu erreichen?
- Gibt es ein Thema, das ich gerade jetzt klären möchte?

Schreiben Sie, falls Sie die letzte Frage mit Ja beantwortet haben, ein paar Fragen zu diesem Thema auf und lassen Sie sie auf sich wirken. Schon bald werden Sie die Antwort haben.

Es gibt viele Möglichkeiten, sich Klarheit zu verschaffen. Da Ihr Körper mit der Weisheit verbunden ist, können Sie zum Beispiel folgendes Experiment machen, um die Antwort mithilfe Ihres Körpers zu erhalten:

Übung, um die Intuition im Körper wahrzunehmen

Stellen Sie sich gerade hin und legen Sie Ihre linke Hand (intuitive Seite) auf Ihr Brustbein. Nun stellen Sie eine Frage, die Sie mit Ja oder Nein beantworten können. Um ein Ja anzuzeigen, bewegt sich der Körper vorwärts, bei einem Nein bewegt er sich rückwärts. Das Ja zeigt Ihnen, was für Sie gerade richtig ist.

Als Beispiel kann folgende Frage dienen: „Soll ich jetzt das Lesen unterbrechen und ein Glas Wasser trinken?“ Die Antwort auf meine eigene Frage an dieser Stelle, nämlich ob ich das Schreiben unterbrechen sollte, um mir etwas zu trinken holen, war „Ja“.

Natürlich können wir diese Übung auch für wesentlichere Fragen nutzen. Wir können zum Beispiel in Erfahrung bringen, welche Ziele für uns wichtig sind. Dazu können wir verschiedene Antworten mental aussprechen und schauen, wohin sich der Körper jeweils bewegt. Alles was uns voranbringt, bewegt uns auch körperlich nach vorne, während Rückschritte sich in Bewegungen nach hinten zeigen.

Probieren Sie es ein paar Mal aus und staunen Sie über die klaren Antworten, die Sie erhalten. Diese Übung zeigt, dass der Körper uns die innere Weisheit spiegelt.

Ein anderes eindeutiges Zeichen unserer Intuition sind die sprichwörtlichen Schmetterlinge im Bauch, wenn wir uns für die Liebe öffnen. Würden wir uns mehr auf das Bauchgefühl und unser Gespür im Herzen verlassen, könnte der Verstand uns viel seltener täuschen. Ein typisches Spiel des Verstandes ist das Abwägen von Vor- und Nachteilen, was nicht selten dazu führt, dass wir uns blockieren oder einen Weg gehen, der uns nicht guttut. Unverbindlichkeit ist eine Folge mangelnder Klarheit.

Neben dem Lesen der Zeichen in unserem Körper und der Schulung unserer Intuition gibt es noch weitere wertvolle Quellen für Klarheit. Das Studium spiritueller Schriften kann uns in dieser Hinsicht im wahrsten Sinne die Augen öffnen für tiefe Weisheiten. Seit zwanzig Jahren lese ich immer wieder die Yogasutras von Patañjali und erkenne stets neue Aspekte, wenn ich über diese Weisheiten reflektiere. Solche Spiegel sind ebenso wertvoll wie Menschen, die uns respektvoll mitteilen, wie sie uns wahrnehmen.

Die meisten Menschen sind hervorragende „Schattenspender“. Gerne verdrängen sie ihre eigenen Schwächen und projizieren diese auf andere. Werden sie entlarvt, flüchten sie panikartig, weil sie ahnen, dass der Schatten, den sie weiterzugeben versuchten, zu ihnen zurückkommt. Gerade bei kritischem Feedback ist es wichtig, klar zu unterscheiden, was zutrifft und was eher eine Projektion darstellt. Sind Sie achtsam in Ihrer Wahrnehmung, werden Sie die Absicht des anderen erspüren. Wer unsere Schatten und Schwächen spiegelt, hilft uns, uns klarer zu sehen, uns anzunehmen und zu transformieren. Dafür dürfen wir dankbar sein, denn all unsere Schwächen können sich in Stärken wandeln. Je mehr Sie Ihre Stärken ins Rampenlicht stellen, desto mehr werden Sie Ihr Potenzial ausschöpfen können. Je bewusster Menschen sind, desto mehr werden sie zu „Lichtspendern“. Sie sehen die Qualitäten in anderen und können diese auch mitteilen. Sie inspirieren andere Menschen.

Übung – Lichtspender

Probieren Sie einmal aus, einige Tage als Lichtspender unterwegs zu sein und bei möglichst vielen Menschen die positiven Seiten zu sehen. Diese können Sie ohnehin nur sehen, weil Sie sie selbst in sich tragen. Eigentlich spiegeln andere also Ihre wahre Natur, auch wenn Sie sie noch mit einem Neidgefühl betrachten mögen. Als Lichtspender werden Sie erfahren, wie viel Energie und Freude Sie sich und anderen Menschen schenken können.

- Teilen Sie Freunden und nahestehenden Menschen in mündlicher oder auch schriftlicher Form mit, was Sie an ihnen besonders wertschätzen.
- Teilen Sie diesen Menschen mit, was sie zu Ihrem Erfolg und Glück beigetragen haben und drücken Sie ihnen gegenüber Ihre Dankbarkeit aus.
- Teilen Sie ihnen auch mit, welche Qualitäten und Talente Sie bei ihnen erkennen.
- Fragen Sie sie, was sie an Ihnen wertschätzen und welche Fähigkeiten und Talente sie bei Ihnen beobachten können.
- Fragen Sie Ihre Freunde, was Sie an sich verbessern könnten.
- Machen Sie Menschen in Ihrer Umgebung Überraschungsgeschenke.
- Verteilen Sie ehrlich gemeinte Komplimente, wie zum Beispiel: „Heute hast du eine tolle Ausstrahlung. Wenn ich dich anschaue, fühle ich mich glücklich“.
- Sprechen Sie Ihre positiven Wünsche für sich und andere aus.

Ich würde mich freuen, wenn Sie mir mitteilen, wie diese Übung bei Ihnen gewirkt hat.

Diese Übung habe ich aus der buddhistischen Metta-Meditation abgeleitet. *Metta* ist ein Wort aus dem Pali und kann übersetzt werden mit „Freundlichkeit" oder „liebende Güte". Diese Meditationsform bewirkt wahre Wunder, und alle, die bisher an meinen vierwöchigen Yogaausbildungskursen teilnahmen, konnten die Wirkungen an sich und anderen erfahren. Manche Menschen sind so berührt, dass sie vor Freude zu weinen beginnen. Während dieser Metta-Meditationen erfüllt eine lichtvolle und friedliche Energie den Raum. Es fühlt sich an wie göttliche Lichtwesen, die ihre Güte und Liebe in den Raum strahlen. Sich als Lichtspender zu zeigen, macht glücklich und zufrieden. Aus meiner Sicht offenbaren wir damit den inneren Meister und geben anderen die Möglichkeit, den inneren Meister bei sich wahrzunehmen - eine Spiegelung, die voller positiver Spannung ist. Menschen, die glücklich sind, besitzen die Fähigkeit, ihr Licht mit anderen zu teilen. Sie stellen das Positive bei sich und anderen in den Vordergrund und sind trotzdem in der Lage, auch Schwächen bei sich und anderen wahrzunehmen.

Es ist naheliegend, dass viele unzufriedene Menschen dazu neigen, sich hauptsächlich als Schattenspender zu profilieren. Wenn wir in die Medienwelt schauen, können wir deutlich erkennen, worauf die Mehrheit der Menschen ausgerichtet ist. All die Geschichten, in denen Schwächen vermarktet werden, sprechen eine eindeutige Sprache. Wenn wir über andere Menschen klatschen und tratschen, spielen wir das gleiche Spiel, das uns selbst am meisten schadet, aber auch für die anderen verletzend und entwürdigend ist.

Jeder erfolgreiche Mensch weiß, dass Erfolg bei anderen die Schatten des Neides und der Missgunst wecken kann. Mitleid wird Ihnen geschenkt, doch Erfolg müssen Sie sich verdienen. Wichtig ist es, hier zu erkennen, dass das Dienen vor dem Verdienen steht. Wer oft als Lichtspender dient, wird viel Anerkennung zurückbekommen. Je mehr Sie geben, desto mehr bekommen Sie zurück. Umgekehrt ist es genauso. Seit ich mich auf meine Lichtseiten konzentriere, habe ich weniger das Bedürfnis, mich mit dem Schatten der anderen zu beschäftigen. Durch die Veränderung in mir hat sich auch mein Umfeld verändert. Ich fühle mich umgeben von vielen großartigen Menschen, die mich unterstützen und mir dadurch viel Kraft und Freude schenken.

Als ein indischer Weiser von seinen Schülern gefragt wurde, was seine Lehre sei, antwortete er: „Sei klar, sei kristallklar." Diese Weisheit können Sie in Ihrem Leben ausprobieren, und die Einblicke in diesem Buch sollen Sie inspirieren, selbst klarer zu werden, und Ihnen vermitteln, wie Sie Klarheit praktisch üben können. Weitere Übungen finden Sie dazu in den folgenden Kapiteln.

Je klarer Sie kommunizieren, desto klarer sind die Reaktionen anderer Menschen auf Sie. Anstatt etwas zu erwarten (es ist das Ego, das da am Warten ist), teilen Sie einfach mit, was Sie sich vom anderen wünschen. Häufig erwarten wir Dinge, die gar nicht realistisch sind. Wie können Sie beispielweise Ehrlichkeit und Respekt von einem Menschen erwarten, der mit sich selbst nicht ehrlich ist? Wie können Sie von einem Menschen, der gestresst ist, erwarten, dass er sich Zeit für Sie nimmt? Erwartungen können Sie und andere unter Druck setzen und einengen. Natürlich wünschen wir uns immer wieder Dinge, doch unsere Wünsche sind nicht immer erfüllbar. Es lohnt sich, die eigenen Erwartungen zu reflektieren. Erwartungen auszusprechen fördert Klarheit, Ordnung und Harmonie.

In meinen Yogakursen sind die Ansagen der Übungen entscheidend für die Wirkung. Ein wenig unklar formuliert, und schon stifte ich mit einer Anleitung Verwirrung, Durcheinander und Unruhe. Sind meine Ansagen dagegen klar, herrschen Achtsamkeit und Harmonie im Kurs. Entsprechend läuft auch Ihr Leben so, wie Sie es „ansagen". Läuft es nicht, wie Sie wollen, sollten Sie Ihre Ansagen überprüfen.

Reflexion über klare Kommunikation

Sinnvolle Reflexionsfragen können hier sein:

- Bin ich deutlich genug mir selbst gegenüber?
- Bin ich deutlich genug anderen gegenüber?
- Wie kann ich etwas klar kommunizieren?

Alles klärt sich im Laufe der Zeit von selbst. Die Frage ist lediglich, ob Sie die Geduld haben zu warten, bis der Zeitpunkt reif ist für die Klärung, und welchen Einfluss Sie auf deren Gestaltung nehmen möchten. Manchmal braucht es Abstand und Raum. Aus diesem Grund können Ferien oder eine längere Reise eine Unterstützung sein, um wieder klar zu sehen. Ein Meditationsretreat oder eine Woche Yogaferien können Ihren Geist so klären, dass Sie voller Energie in den Alltag zurückkehren.

Leben im Jetzt, Stille und Klarheit sind drei wichtige Schritte zum inneren Meister. Im Grunde genommen sind sie eins. Wenn Sie im Jetzt sind, sind Sie auch still und klar. Diese drei Schritte sind die Basis aller Meditationstechniken, egal welcher Tradition. In der tiefen Betrachtung lösen sie sich in der Einheit auf, ebenso wie der Beobachter und das Beobachtete miteinander verschmelzen. Alles ist eins. Hier sind Sie im Einklang mit dem inneren Meister, und genau das Richtige kann jetzt geschehen. Sie werden von innen geführt.

Achtsamkeit

Je höher Ihr Level der Achtsamkeit ist,
desto intensiver werden Sie dem inneren Meister vertrauen
und sich führen lassen.

Die Praxis der Achtsamkeit ist in der buddhistischen Lehre eines der wichtigsten Mittel, um Leid zu erkennen, loszulassen und sich vor weiterem Leid zu schützen. Bei allen Tätigkeiten, die wir aufmerksam ausführen, lernen wir, achtsam zu sein. Wenn wir über einen längeren Zeitraum ohne Unterbrechung achtsam sind, wird unsere Aufmerksamkeit insgesamt wachsen. Wir nehmen Situationen, Menschen und Gegenstände dann vielfältiger, ganzheitlicher und differenzierter wahr. Wir gelangen zu neuen Ansichten, die uns wiederum positive Erfahrungen ermöglichen.

Als ich vor vielen Jahren eine meiner ersten Yogatherapiestunden gab, kam eine Patientin zu mir, die mir etwa eine Stunde lang in sehr emotionaler Sprache ihr gesamtes Leben schilderte. Von meinem Verstand kam innerlich die Frage: „Wann hört sie endlich auf und ist bereit, Yogaübungen zu machen?“ Die Intuition ermahnte mich jedoch, ihr aufmerksam zuzuhören. Dies fiel mir schwer, weil ich zu diesem Zeitpunkt noch kein geübter Zuhörer war. Nach einer Stunde stoppte die Frau plötzlich ihren Redefluss. Sie holte das Geld zum Bezahlen der Yogastunde mit strahlendem Gesicht hervor und bedankte sich bei mir. Sie fühle sich jetzt erleichtert, sagte sie, und all ihre Sorgen seien wie weggeblasen. Sie fühle sich ruhig und zufrieden, und ihr sei bewusst geworden, dass ihr niemand in ihrem Umfeld zuhöre.

Schließlich teilte sie mir mit, ich sei der erste Mensch in ihrem Leben, bei dem sie das Gefühl habe, er höre zu, ohne sie dabei zu bewerten und zu analysieren.

Diese Erfahrung hat mich zutiefst berührt, weil mir bewusst geworden ist, wie wichtig es ist, einem Menschen aufmerksam zuzuhören. Ich fühlte tiefe Dankbarkeit, hatte mir diese Frau doch ermöglicht, einmal eine Stunde lang einfach nur zuzuhören.

Reflexion über das Zuhören

Stellen Sie sich die folgenden Reflexionsfragen im Zusammenhang mit Ihrer Kommunikation mit anderen:

- Wie fühle ich mich, wenn ich auf jemanden treffe, der mir Raum und Zeit schenkt, um mir zuzuhören?
- Wie fühle ich mich, wenn mich diese Person einfach reden lässt, ohne mich zu unterbrechen, und dabei auf jegliche Bewertung verzichtet?
- Wie fühle ich mich, wenn ich die Ungeduld meines Gegenübers wahrnehme, ständig unterbrochen werde und kämpfen muss, um weiterreden zu können?
- Wie fühle ich mich, wenn mich mein Gesprächspartner negativ bewertet und mich eines Besseren belehrt?

Zuhören verbindet uns miteinander, und Nichtzuhören trennt uns voneinander. Das aufmerksame Zuhören ist eine Form, nach innen zu gehen, und ebnet uns den Weg, um den inneren Meister zu hören.

Ungeduldiges, unaufmerksames Zuhören, das eigentlich ein Nichtzuhören ist, verbindet uns mit unserem Ego, das sich gerne als Besserwisser, Richter, Polizist oder Prediger aufspielt. Jedes Mal, wenn wir in die Egofalle tappen, verstärken sich die

Gewohnheiten dieser Rollen und unsere Hindernisse wachsen. Nicht zuzuhören trennt uns nicht nur von unserer Achtsamkeit, sondern auch von unserem Gegenüber. Die meisten Beziehungsprobleme entstehen durch mangelhaftes Einfühlungsvermögen und fehlendes Zuhören. Wenn es Ihnen gelingt, mit Achtsamkeit zuzuhören, können Sie sich in den anderen einfühlen. Ihr Gegenüber wird Ihnen Ihre Hingabe danken, und Ihr gegenseitiges Vertrauen wächst.

In allen spirituellen Traditionen werden Mantras und Gesänge praktiziert, die uns mit einem höheren Bewusstsein verbinden. Dabei ist es wichtig, die Mantras aufmerksam zu rezitieren und genau hinzuhören, wie sie ausgesprochen werden. Durch Ihr achtsames Zuhören gelingt es Ihnen, eine ähnliche Frequenz wiederzugeben wie die Weisen vor Tausenden von Jahren. Als ich in Indien mit der Mantra-Rezitation begann, spürte ich, wie dies meinen Geist klärt. Als ich in den buddhistischen Tempeln Burmas den Pali-Rezitationen der Mönche über mehrere Stunden aufmerksam lauschte, erfuhr ich eine tiefe Verbundenheit mit dem inneren Meister. Dieser Zustand höchster Achtsamkeit hielt mehrere Tage an.

Es gibt unzählige Möglichkeiten, Achtsamkeit im Alltag zu praktizieren. Jede Tätigkeit können wir zu einer Achtsamkeitsübung formen – der japanische Zen-Buddhismus gibt dafür einige Vorbilder, unter anderem die Tee-Zeremonie.

Achtsamkeitsübung zur Lebenssituation

Suchen Sie sich für diese Übung zu Beginn einen ruhigen Ort, um sich bequem hinzusetzen und sich mit den hier aufgelisteten Fragen zu beschäftigen. Später können Sie einfach immer wieder im Laufe des Tages in Ihrem Tun innehalten und Ihre Aufmerksamkeit auf die folgenden Fragen und Zusammenhänge richten:

- Wie fühlt sich mein Körper an?
- Wie nehme ich meine Atmung wahr?
- Wie ist meine Körperhaltung gerade jetzt (beim Lesen dieses Buches)?
- Wie fühle ich mich in diesem Moment?
- Mit welcher inneren Haltung führe ich meine Tätigkeiten aus?
- Wie agiere ich in spannungsgeladenen Situationen?
- Welche Gedanken und Gefühle beschäftigen mich?
- Welche Inspiration und Ideen kann ich heute empfangen?
- Welche Bedürfnisse möchte ich mir heute erfüllen?
- Was hat heute Priorität für mich?
- Auf welche Ziele konzentriere ich mich heute?
- In welcher Stimmung bin ich heute?

Wenn Sie Ihre Aufmerksamkeit auf Ihre Wahrnehmung richten und dies täglich praktizieren, wird es zu Ihrer Gewohnheit werden, achtsam zu sein. Einfach nur wahrzunehmen, was ist, ohne zu interpretieren, bringt Sie sofort in das Jetzt des Lebens. Ihre Wachheit und Ihr Energielevel verändern sich durch Ihre Präsenz augenblicklich. Die Achtsamkeitsübungen zeigen Ihnen auf, in welcher Verfassung Sie sind, und wenn Sie aus Ihrer Mitte geraten, können Sie sich durch Achtsamkeit wieder ins Gleichgewicht bringen. Diese Übungen fördern Ihre Konzentration und die Fähigkeit, sich zu fokussieren. Sie schenken Ihnen innere Ruhe und Gelassenheit.

Durch Achtsamkeit können Sie Sinneseindrücke intensiver spüren und bewusster mit ihnen umgehen. Wenn Sie etwas Unangenehmes erleben, werden Sie erkennen, wie Sie darauf optimal reagieren können. Statt den üblichen Mustern der Verdrängung, des Widerstands oder der Leugnung zu erliegen, sind Sie in der Lage, selbst in schwierigen, unangenehmen Situationen gleichmütig zu agieren. Somit schenkt Ihnen Achtsamkeit Souveränität. Der Zauberstab namens Achtsamkeit kann Ihnen zur wahren Meisterschaft des Lebens verhelfen. Je höher Ihr Level der Achtsamkeit ist, desto intensiver werden Sie dem inneren Meister vertrauen und sich führen lassen. Ihr Ego mit seinen vielen Geschichten und Tricks kann Sie nur bestimmen, solange Sie unaufmerksam sind. So gesehen ist Achtsamkeit auch ein Schutz vor Ihrem Ego und den Egos der anderen, die Sie bestimmen oder manipulieren wollen. Ihre negativen Gedankenmuster werden Sie auf dem achtsamen Weg schneller erkennen und umwandeln und Ihre Gedanken und Gefühle so in Harmonie bringen können.

Achtsamkeitsübung zur Wahrnehmung des Körpers

Zum Abschluss dieses Kapitels lade ich Sie zu einer kurzen Achtsamkeitsübung ein:

Setzen Sie sich auf einen Stuhl oder auf den Boden. Richten Sie Ihre Wirbelsäule auf und beginnen Sie nun in folgender Reihenfolge Ihren Körper wahrzunehmen: Füße, Beine, Becken, Rücken, Brust, Hals, Nacken und Gesicht. Verweilen Sie in jeder Zone einige Atemzüge.

Nun beginnen Sie, den Atem zu beobachten, ohne dabei etwas zu verändern. Dann nehmen Sie Ihre Gefühle und Gedanken wahr und verweilen in dieser Beobachtung für einige Atemzüge. Schließlich nehmen Sie alles gleichzeitig wahr: Körper, Atem und Geist. Verweilen Sie einige Atemzüge in dieser Einheit.

Kommen Sie dann wieder zurück und spüren Sie, wie sich Ihr Körper jetzt anfühlt. Fühlen Sie sich motiviert, den Zauberstab der Achtsamkeit vermehrt einzusetzen? Ich wünsche Ihnen viel Erfolg dabei.

Entscheidungs- und Unterscheidungskraft

Mit der Unterscheidungskraft können Sie sich in jedem Moment des Lebens für den inneren Meister entscheiden.

Jede Entscheidung, die wir treffen, hat für uns und andere Konsequenzen. Klarheit und Achtsamkeit helfen Ihnen, die für Sie passenden Entscheidungen zu treffen. Damit meine ich Handlungen, die Sie weiterbringen und Ihnen Freude schenken. Mithilfe Ihrer Unterscheidungskraft finden Sie heraus, was für Sie stimmig ist und was Sie besser sein lassen sollten. Zweifel, Unsicherheit und Ängste führen dazu, dass der Geist in einem unruhigen Zustand ist und ständig zwischen verschiedenen Optionen hin- und herspringt. In diesem Zustand fällt es uns schwer, uns zu entscheiden. Wir fühlen uns unentschlossen und unsicher, oft gespalten zwischen Kopf und Herz. Wir sind verwirrt, und das verzehrt viel Energie. Wenn wir uns dann Ratschläge von anderen einholen, machen wir es uns schwerer, weil noch mehr Stimmen – und damit Meinungen – zu uns sprechen.

In meiner Arbeit als Yogatherapeut habe ich mit Menschen zu tun, die wegen schwerer Krankheiten bereits bei vielen Ärzten und Therapeuten Rat suchten. Beispielsweise stellte ein chinesischer Arzt bei einem meiner Klienten eine Leberstörung fest. Ein Schulmediziner diagnostizierte bei der gleichen Person einen Tumor, der operiert werden müsse, ein Osteopath wies auf ein blockiertes Zwerchfell und Fehlstellungen verschiedener Wirbel hin und ein Naturheilkundler auf eine starke Übersäuerung. Selbstverständlich empfahl jeder auf der Basis seiner Diagnose spezifische Behandlungsschritte, die sich von den anderen unterschieden. Diese unterschiedlichen Diagnosen und Empfehlungen mögen aus der jeweiligen Perspektive zwar richtig sein, bergen aber die Gefahr großer Verwirrung und Unsicherheit beim Patienten. In solchen Fällen ist es wichtig, sich für eine Therapie, eventuell ergänzt durch eine weitere, zu entscheiden. Bei schweren Krankheiten braucht es oft sowohl die Schulmedizin als auch die Alternativmedizin. Die weitverbreitete Ansicht, nur die eine oder ausschließlich die andere Methode sei die richtige, entspringt einer dogmatischen, engstirnigen Betrachtungsweise.

Das typische Spiel des Ego ist es, die Dinge zu trennen. Im Gegensatz dazu möchte die Weisheit des inneren Meisters Dinge und Menschen miteinander verbinden. Wir können uns für etwas entscheiden und trotzdem offen bleiben. Statt in Kategorien wie Falsch und Richtig zu denken, lassen wir das Sowohl-als-auch gelten.

Die Angst, eine falsche Entscheidung zu treffen, können wir lindern und meistens sogar auflösen, wenn wir reflektieren, welche Folgen sich für uns und andere daraus ergeben. Wir können uns fragen, was das Schlimmste bzw. das Beste wäre, das wir mit dieser Entscheidung erreichen. Indem wir verschiedene Entscheidungsmöglichkeiten und ihre Konsequenzen betrachten, können wir herausfinden, welche die passende Entscheidung ist. Können wir uns noch gar nicht entscheiden, ist der Zeitpunkt dafür noch nicht reif. Bei wichtigen Entscheidungen lohnt es sich, diesen Zeit und Raum zu geben. Im natürlichen Zyklus der Natur entscheidet sich die Frucht vom Baum zu fallen, wenn sie reif ist. Genau zur richtigen Zeit entscheidet sich auch, ob wir eine Chance nutzen, die uns das Leben bietet. Wenn Sie wirklich bereit sind, können Sie sich gerade jetzt in Ihrem Leben für etwas Wichtiges entscheiden. Wesentlich dafür sind die Klarheit und das sichere Gefühl, das Richtige zu tun. Dazu benötigen Sie Ruhe und die Verbindung zu Ihrer inneren Stimme, um die innere Weisheit zu hören und ihr zu vertrauen.

Zu unterscheiden, ob das Ego oder der innere Meister zu uns spricht, ist eine Gratwanderung. Verwechseln wir die beiden Stimmen, führt uns dies in die Irre und verleitet uns zu leidvollen Handlungen. Gerade in der modernen Spiritualität besteht leicht die Möglichkeit und Gefahr, dass sich auf dem Marktplatz all der bunten Angebote das Ego äußerst subtil verstecken kann. Schon der Buddha betont in seiner Lehre, dass es viele Fallen gebe auf den verschiedenen Stufen der Bewusstwerdung und dass bis hin zur endgültigen Befreiung die Gefahr des Ego lauere. Viele selbst ernannte Meister, die sich für erleuchtet oder gottgleich halten, geben dafür Beispiele.

Doch die Gefahr lauert auch bereits im Kleinen. Es ist daher notwendig, immer wieder die nötige Unterscheidungskraft anzuwenden, um nicht in einer solchen Egofalle stecken zu bleiben. Auch in den Yogaschriften warnt der Weise Patañjali davor, die übernatürlichen Kräfte auszunutzen, die wir durch erhöhte Achtsamkeit und spirituelle Praxis, wie Meditation, erreichen können. Die Verlockung, sich als Guru aufzuspielen, ist groß, weil es viele Menschen gibt, die ihre Eigenverantwortung gerne an einen Meister abgeben. Zwischen Hingabe und blinder Selbstaufgabe bzw. Fanatismus besteht allerdings ein großer Unterschied.

Als ich vor vielen Jahren einen Raum für ein Yogaseminar in einem Schweizer Bergort mieten wollte, erklärte mir die Sekretärin des christlichen Begegnungszentrums am Telefon, der Bewegungsraum werde nicht an Yogaleute vermietet. Gründe dafür wollte sie nicht ausführen. Das weckte mein Interesse, und ich rief den Leiter des Zentrums – einen reformierten Pfarrer – persönlich an. Er erklärte mir, Yoga sei eine hinduistische Lehre, die vom Teufel entwickelt worden sei. Diese Aussage untermauerte er mit verschiedenen Bibelaussagen. Als ich ihm darlegen wollte, dass Yoga eine universale Lehre ist und unabhängig von der Glaubensrichtung praktiziert werden kann, zeigte er großen Widerstand, sich das anzuhören. Deshalb bat ich ihn, bei seinem nächsten Gebet darüber zu reflektieren, ob Jesus den Raum an Yogaleute vermieten würde. Als er auch diese Idee ablehnte, wurde mir klar, dass er nicht bereit war, seinen Standpunkt anzuschauen und zu überdenken. Ich hatte eine typische Ego-Geschichte erlebt, die sich, wie wir alle aus eigener Erfahrung wissen, in Rechthaberei, Behauptungen, Vorurteilen, Schuldzuweisungen, abschätzigen und überheblichen Bewertungen, Ignoranz und Arroganz ausdrückt. Begegnen sich zwei oder mehrere Menschen mit einem überhöhten, unausgeglichenen Ego, können sie eine regelrechte Ego-Explosion hervorrufen, die sich auf viele weitere Menschen schädigend auswirkt. Wenn sich dagegen zwei Weise begegnen, kann deren Harmonie und Mitgefühl etlichen Menschen Zuversicht und Frieden schenken.

Die Unterscheidungskraft hilft uns, jeden Moment bewusst zu entscheiden, ob wir uns auf das Ego oder den inneren Meister einlassen. Stellen Sie sich vor, Sie warten an einer Haltestelle. Es kommen zwei Züge gleichzeitig an. Der erste Zug heißt „Ego-Verstand" und ist voller Menschen, die sich stark mit ihrem Ego identifizieren. Der zweite Zug heißt „Innerer Meister" und ist gefüllt mit Menschen, die eine starke Verbindung zu ihrem inneren Meister haben. Wo würden Sie einsteigen? Wahrscheinlich in den zweiten Zug. Weshalb aber steigen Sie manchmal doch noch in den ersten Zug ein? Wahrscheinlich, weil Sie unbewusst waren und es gar nicht bemerkt hast. Nur wer bewusst unterscheidet, hat die Freiheit der Wahl. Unbewusst haben Sie gar keine Wahl. Den Ausruf Jesu „Vater, vergib ihnen, denn sie wissen nicht, was sie tun“ könnte man oft aussprechen, wenn man beobachtet, was die Menschen der Umwelt, den Tieren, anderen Menschen und sich selbst alles antun. Das Leben ist ein Übungsfeld. Erinnern Sie sich so oft Sie können an die zwei Züge und in welchen Sie einsteigen möchten. Wenn Sie dann trotzdem einmal im falschen Zug sitzen, können Sie die Notbremse ziehen (natürlich nur im übertragenen Sinn) und sofort aussteigen oder damit bis zur nächsten Haltestelle Ihres Lebens warten.

Reflexion über Unterscheidungskraft

Um die Unterscheidungskraft zu üben, gibt es ein paar nützliche Fragen, die Ihnen helfen, optimale Entscheidungen zu treffen:

- Vor welcher Entscheidung stehe ich?
- Welche Entscheidungsmöglichkeiten nehme ich wahr?
- Wie nehme ich meinen emotionalen und mentalen Zustand wahr?
- Welche Konsequenzen kann meine Entscheidung für mich und andere ergeben?
- Geben mir die Folgen meiner Entscheidung mehr Raum oder engen sie mich ein?
- Bin ich bereit, diese Konsequenzen und die Verantwortung zu tragen?
- Fühle ich mich schon bereit, mich zu entscheiden, oder benötige ich noch Zeit?
- Bin ich bereit, nach innen zu gehen und mich der inneren Stimme anzuvertrauen?
- Ist es das Ego oder der innere Meister, der jetzt entscheidet?
- Bin ich bereit, den Willen eines höheren Plans, den ich in meiner begrenzten Wahrnehmung nicht erkennen kann, anzunehmen, ohne meine eigene Verantwortung dadurch aufzugeben?

- Fühlt es sich leicht an, mich so zu entscheiden, wie ich möchte?
- Erleichtern die Entscheidung und ihre Folgen mein Leben und bringen sie mir Freude?

Diese Reflexionsfragen können Sie jedes Mal anwenden, wenn Sie spüren, dass eine Entscheidung ansteht. Wie alle Übungen bzw. Reflexionen in diesem Buch, können Sie auch diese immer wieder üben und sinnvoll in Ihr Leben integrieren.

Ich wünsche Ihnen, dass Sie sich in Ihrem Leben für die Stimme des inneren Meisters entscheiden, auch wenn es manchmal Mut erfordert, neue Wege zu gehen. Es lohnt sich immer, sich für die innere Wahrheit zu entscheiden.

Wahrnehmung der inneren Stimme

Da ist eine Stimme, die ohne Worte ist. Hören Sie hin.

Wenn wir unsere innere Stimme nicht wahrnehmen, bringt uns dies in Schwierigkeiten. Es ist eine Hauptursache für Störgefühle wie Unsicherheit, Zweifel, Angst und Unentschlossenheit. Die Unterscheidungskraft hilft uns, die verschiedenen Signale aus unserem Inneren zu differenzieren und zu erkennen, ob gerade die innere Stimme oder etwas anderes, zum Beispiel unser Ego, spricht. Die ständigen inneren Dialoge, die wir führen, sind verwirrend und kräftezehrend. Bei Menschen, die an Schizophrenie leiden und ihre Gedanken laut werden lassen, hören wir, welches Ausmaß zwanghafte Selbstgespräche annehmen können. Der Erfolg des Buchs „Gespräche mit Gott" des amerikanischen Autors Neale Donald Walsch ist dagegen Ausdruck der menschlichen Sehnsucht, die göttliche Stimme in sich zu hören.

Übung – Spontaner Redefluss

Ich lade Sie nun zu einem Experiment ein, das Sie an einem Ort ausprobieren können, an dem Sie allein und ungestört sind: Sprechen Sie einfach, ohne weiter darüber nachzudenken, spontan aus, was gerade aus Ihnen herausfließt. Bleiben Sie im Redefluss und beobachten Sie gleichzeitig, was da alles zur Sprache kommt. Falls Sie der Versuchung nachgeben, zunächst das Buch weiterzulesen, können Sie die Übung auch zu einem späteren Zeitpunkt nachholen.

Als ich diese Übung selbst durchgeführt habe, war es spannend zu beobachten, wie es einfach so heraussprudelte, ohne dass ich mit dem

Verstand überlegte, was ich sagen sollte. Und es war aufschlussreich, was ich alles aussprach. Und wie ist es Ihnen dabei ergangen?

- Was haben Sie gesagt?
- Wie haben Sie sich gefühlt beim hörbaren Selbstgespräch?
- Was haben Sie dabei beobachtet?
- Haben Sie bemerkt, dass Sie reden und gleichzeitig beobachten können, was in Ihnen abläuft?
- Haben Sie gespürt, dass es freier fließt, wenn Sie nicht überlegen, und dass dabei auch Unbewusstes ans Licht kommt?

Diese hörbaren Selbstgespräche sind nicht nur eine ausgezeichnete Form, die Gedanken und Gefühle zu klären und zu ordnen, sondern sie geben auch unserem unbewussten Potenzial eine Stimme.

Auf meine öffentlichen Vorträge bereite ich mich mittlerweile bewusst nicht vor, sondern führe sie genauso aus wie bei dieser Übung. Ich lasse zu, dass es aus mir spricht, und vertraue dem inneren Meister, dass er mich führt. Je weniger ich denke, desto authentischer und leichter fällt mir das Reden. Obwohl mein Verstand manchmal versucht, einzugreifen und die Führung zu übernehmen, gelingt es mir fast immer, die Worte aus dem Inneren fließen zu lassen. Dabei habe ich das Gefühl, ein Kanal zu sein. Durch diese Erfahrung verspüre ich überhaupt kein Lampenfieber, wenn ich vor großem Publikum eine Rede halte. Oft bin ich selber erstaunt über das, was ich erzähle; denn die Spontanität und Kreativität scheinen keine Grenzen zu kennen. Es ergeben sich neue Wortspielereien, lustige Wortbetonungen und Reime, die mir neu sind.

Wenn Sie dies selbst ausprobieren möchten, ist es sicherlich ratsam, dieses Sprechen aus dem Inneren erst einmal in einem geschützten Rahmen vor Menschen auszuprobieren, denen Sie vertrauen und von denen Sie eine ehrliche Rückmeldung erwarten können. Zu sprechen ohne dabei darauf zu achten, wie das Gesagte bei den Zuhörern ankommt, kann mit etwas Erfahrung sehr befreiend wirken. Statt mit einstudierter Rhetorik, ziehe ich selbst es vor, mit einfachen Worten und Sätzen so zu berühren, dass Menschen sich inspiriert und angesprochen fühlen und Kernaussagen mitnehmen, die ihr Leben grundlegend verändern können. Auch mich selbst spricht es im Herzen an, wenn ich Menschen aus dem inneren Raum sprechen höre.

Wenn wir die drei weiter oben bereits beschriebenen Schritte – Jetzt, Stille und Klarheit – beachten, bietet sich jedem von uns die Chance, die innere Stimme wahrzunehmen und auszusprechen. Hierzu eine weitere Übung:

Übung zur Wahrnehmung der inneren Stimme

Legen Sie sich in Rückenlage auf den Boden. Machen Sie es sich bequem und legen Sie sich eventuell eine gefaltete Decke unter den Kopf. Falls Ihr unterer Rücken sehr verspannt ist oder Sie dort Schmerzen haben, können Sie die Füße auch hüftbreit auf dem Boden aufstellen, damit sich der untere Rücken entspannt absenken kann. Legen Sie die Arme seitlich neben den Körper und schließen Sie, wenn es Ihnen angenehm ist, die Augen. Nehmen Sie sich mindestens zehn bis zwanzig Minuten Zeit für diese Übung.

1. Nehmen Sie von den Zehen aufwärts bis zum Scheitel die Empfindungen im Körper wahr. Sie können die Wahrnehmungen innerlich benennen, zum Beispiel: „die Waden fühlen sich weich an“ oder „meine rechten Schultermuskeln fühlen sich verspannt an“. Lassen Sie sich Zeit und gehen Sie in Ruhe diesen Bodycheck durch, um jetzt in Ihrem Körper anzukommen.

2. Nun beobachten Sie den Atem an der Bauchdecke. Ohne einzugreifen betrachten Sie, wie der Atem kommt und geht. Ihr Geist beruhigt sich und wird still. Verweilen Sie mindestens zwei Minuten in diesem Abschnitt.
3. Nun beobachten Sie die Gefühle und Gedanken, die in Ihrem Bewusstsein auftauchen. Bleiben Sie mindestens zwei Minuten bei dieser Beobachtung.
4. Lauschen Sie nach innen und hören Sie auf die innere Stimme, die sich nun offenbaren kann. Bleiben Sie, falls Sie durch Körperempfindungen, Gedanken, Gefühle oder Geräusche abgelenkt werden, geduldig und wenden Sie Ihre Aufmerksamkeit immer wieder dem Lauschen auf die innere Stimme zu. Lassen Sie sich überraschen. Bleiben Sie mindestens fünf Minuten bei diesem Teil der Übung und kommen Sie dann mit ein paar entspannten Atemzügen aus der Übung zurück.

Diese Übung habe ich schon bei vielen Menschen erfolgreich angewendet. Wenn Sie sie regelmäßig alleine üben, wird es Ihnen früher oder später gelingen, die innere Stimme wahrzunehmen. Vielleicht fragen Sie sich, ob es eher Ihr Verstand ist oder tatsächlich die innere Stimme, die Sie da wahrnehmen. Wenn Sie sich stetig in Achtsamkeit üben, werden Sie dies zunehmend besser unterscheiden können. Einige typische Anzeichen und Wirkungen, die sich beim Wahrnehmen der inneren Stimme zeigen können, sind:

- Tiefe Entspannung des Körpers und Beruhigung des Nervensystems
- Ruhiger Atem
- Geistige Ruhe und Klarheit
- Akzeptanz und Wohlgefühl
- Freude und Kreativität

- Zufriedenheit und innerer Frieden
- Verständnis und Vergebung
- Mitgefühl und Toleranz

Die Übung zur Wahrnehmung der inneren Stimme dient auch der Entspannung und kann helfen bei Beschwerden wie hohem Blutdruck, Schlafstörungen, Migräne, Verdauungsbeschwerden, Erschöpfung und Nervosität. Sie kann Ihnen auch eine gute Unterstützung sein, wenn Ihnen Unsicherheit, Sorgen, Wut oder Trauer zu schaffen machen.

Die innere Stimme spiegelt uns die Qualitäten unserer wahren Natur, die oft vom Schleier des Ego versteckt werden. Die Verbundenheit mit der inneren Stimme gibt Ihnen die nötigen Impulse, um Ihr Leben wesentlich zu verändern. Sie verleiht Ihnen die nötige Klarheit und Kraft, das loszulassen, was Sie daran hindert, glücklich zu sein. Um die innere Stimme im täglichen Leben wahrzunehmen, bedarf es des bewussten Innehaltens, Durchatmens, Hinhörens und Lauschens. Wenn Sie sich solche Momente des Innehaltens bewusst schaffen und in Ihren Tagesablauf einbauen, entsteht ein Automatismus – wie bei einem Sportler, der gewisse Bewegungsabläufe trainiert. In meinem Leben gibt es zum Beispiel während des Tages immer wieder Momente, in denen ich mich bewusst der inneren Stimme zuwende. Diese Praxis hat dazu beigetragen, dass meine Beziehung zum inneren Meister immer tiefer wurde. Ich habe dadurch tiefes Vertrauen und Selbstsicherheit gewonnen und kann meine Schatten und Schwächen sehr viel besser annehmen und in mein Leben integrieren.

Meditation

Meditation ist die Loslösung von der Identifikation mit dem Verstand und dem Leiden; sie ist die Einsicht in unser wahres Wesen, das unendlich liebevoll und ewig frei ist.

Die unterschiedlichen Formen der Meditation, die es schon seit langer Zeit gibt, haben unzähligen Menschen geholfen, ihr Leid zu transformieren und wahres Glück und tiefste Zufriedenheit zu erlangen. Meditation kann unsere Schatten ans Licht bringen und uns erkennen lassen, woran wir leiden und wie wir uns davon befreien können. Regelmäßige Meditation klärt unseren Geist und bereitet uns vor auf eine tiefe Transformation des Lebens. In und durch Meditation können wir wahres Glück, bedingungslose Liebe und unendliche Freiheit erfahren. Sie bietet uns die Chance zur Befreiung und zu vollständigem Erwachen. So tief wir uns nach diesem Zustand auch sehnen, gibt es doch wenige Menschen, die dieses Ziel bewusst im Leben erreichen möchten. Wenn ich Menschen frage, was ihre Ziele im Leben seien, erhalte ich meistens Antworten, die sich auf weltliche Aspekte beziehen, wie Gesundheit, beruflichen Erfolg, ein eigenes Haus und eine Familie. Selten bin ich Menschen begegnet, die das vollständige Erwachen und die Befreiung als Ziel gewählt haben.

Mittlerweile gibt es wissenschaftliche Studien über die Wirkungen von Meditation. Im Bereich der Hirnforschung hat man festgestellt, dass durch Meditation der Hirnbereich stimuliert wird, der für Kreativität und Intuition zuständig ist. Es gibt auch

Gehirnmessungen, die belegen, dass sich die Hirnfrequenz bei erfahrenen Meditierenden während tiefer Meditation verändert.

Exkurs: Forschung zur Wirkung der Meditation

Die Wirkungen der Meditation sind unter anderem im Bereich des Yoga und bei der Achtsamkeitsmeditation nachgewiesen worden, und dies sowohl systemisch als auch neurologisch, also die Körperfunktionen und auch das Gehirn betreffend. Im Einzelnen ist beobachtet worden, dass sich schon durch eine tägliche Meditationspraxis von weniger als dreißig Minuten:

- der Herzschlag verlangsamt,
- die Atmung vertieft,
- Muskelverspannungen reduzieren,
- der Blutdruck senkt,
- der Grundumsatz reduziert.*

In weiteren Studien konnte auch schon bei einer täglichen Meditationspraxis von weniger als dreißig Minuten Folgendes im Gehirn gemessen werden:

- Eine Zunahme und Verdichtung der grauen Hirnsubstanz, was zum Beispiel im Hippocampus, einem Teil des limbischen Systems, Krankheiten wie Demenz und Depression entgegenwirkt, indem das Gedächtnis gestärkt und Erregung reguliert wird.
- Veränderungen in der Amygdala bzw. im Mandelkern, ebenfalls ein Teil des limbischen Systems, im Sinne einer Stressverminderung.

* Unter anderem nachzulesen in der Dissertation von Jesu P. Manikonda: „Einfluss einer spirituell-ganzheitlichen Therapie mittels kontemplativer Meditation und Atemtechniken auf den stressinduzierten Hypertonus“, online in der Opus Bibliothek Würzburg.

- Eine größere Aktivität im linken Stirnhirnlappen, wodurch sich die Fähigkeit zur effizienten, raschen Bewältigung von negativen Ereignissen und Stress verbessert und positive Gefühle gestärkt werden.
- Verbesserte Isolierung der Axone, den Fortsätzen der Nervenzellen, im vorderen Teil der Hirnrinde, was zu einer schnelleren Durchleitung von Signalen führt und im Alltag die Kontrolle der Wahrnehmung und gesteigerte Konfliktlösung bedeutet.
- Verdickungen in Bereichen der Großhirnrinde, die für kognitive und emotionale Prozesse und das allgemeine Wohlbefinden bedeutsam sind.[1]

Anwendung findet Meditation in der medizinischen Therapie zum Beispiel am Interdisziplinären Schmerzzentrum Freiburg oder am Westdeutschen Kopfschmerzzentrum am Universitätsklinikum Essen. Hier wird die Achtsamkeitsmeditation in der Schmerztherapie eingesetzt, mit dem Ergebnis, dass Patienten weniger Schmerzen empfinden und zum Teil sogar beschwerdefrei werden. Grund dafür ist eine veränderte Durchblutung relevanter Gehirnareale durch regelmäßige Meditation – die Patienten haben gelernt, den Schmerz von ihren Gedanken und Gefühlen zu isolieren.[2]

---

[1] Zu diesen Ergebnissen gelangte man am *Bender Institute of Neuroimaging* der Universität Gießen (www.uni-giessen.de). Auch die Internetseite von Dr. Yi-Yuan Tan bietet dazu Informationen im Zusammenhang mit dem Body-Mind-Science-Research (www.yi-yuan.net).

[2] Ergänzende Informationen finden sich auf den Internetportalen: Interdisziplinäres Schmerzzentrum des Universitätsklinikums Freiburg (www.uniklinik-freiburg.de); Westdeutsches Kopfschmerzzentrum des Universitätsklinikums Essen (www.westdeutsches-kopfschmerzzentrum.de); www.stern.de und anderen.

Die Abteilung Naturheilkunde des Immanuel Krankenhauses Berlin geht sogar darüber hinaus und setzt auf der Basis eigener Studien neben Meditation unter anderem auch Yoga, Ayurveda und Traditionelle Chinesische Medizin als Therapieformen bei einer Vielzahl chronischer Erkrankungen ein.[3]

Maßgeblich für die Wirkung des Achtsamkeitstrainings, insbesondere der Achtsamkeitsmeditation, auf die physische und psychische Gesundheit und das Wohlbefinden ist die Arbeit des von Jon Kabat-Zinn Mitte der 1990er Jahre gegründeten Center for Mindfulness in Medicine, Health Care, and Society in Massachusetts, USA. Teilnehmer berichten von Erfolgen, die von Schmerzheilung über gesteigerte Lernfähigkeit bis hin zu psychischer Harmonie reichen.[4]

Neben dem Achtsamkeitstraining ist auch die Metta-Meditation eine sehr hilfreiche Form meditativer Praxis. *Metta* ist, wie bereits erwähnt, ein Wort aus dem Pali und bedeutet „liebende Güte“. Schon der Buddha empfahl diese Meditationsmethode, die ich später noch ausführlicher vorstellen werde, und sprach von den elf segensreichen Wirkungen, die ein Mensch dadurch erfahren kann:

1. Friedvoll schläft er ein.
2. Friedvoll wacht er auf.
3. Schlechte Träume belästigen ihn nicht.
4. Die Menschen lieben ihn.
5. *Devas* (Himmelswesen) und Tiere lieben ihn.
6. *Devas* beschützen ihn.
7. Äußere Gefahren (Gift, Waffen, Feuer) schaden ihm nicht.

[3] Das Immanuel Krankenhaus Berlin finden Sie online unter www.naturheilkunde.immanuel.de

[4] Mehr dazu findet sich auf dem Internetportal der *University of Massachusetts Medical School* (www.umassmed.edu) und in deutscher Sprache beim Verband der Mindfulness-Based-Stress-Reduction (www.mbsr-verband.org).

8. Er kann sich leicht konzentrieren.
9. Seine Gesichtszüge sind klar und heiter.
10. Er wird friedvoll sterben.
11. Er wird in glücklichen Daseinsbereichen wiedergeboren.

Diese Aufzählung ist unter anderem in einem meiner Lieblingsbücher, „Metta Meditation“ von Sharon Salzberg, zu finden. Die US-amerikanische Meditationslehrerin zeigt darin in ausgezeichneter Form und mit vielen praktischen Übungen auf, wie die Metta-Meditation die eigene spirituelle Praxis bereichern kann.

Mein eigener Weg zur Meditation begann schon als kleiner Junge, denn ich konnte stundenlang auf der Bettkante in mich gekehrt verweilen und machte bereits in meiner Kindheit tief gehende spirituelle Erfahrungen. So ist es wohl kein Zufall, dass ich später den Beruf des Yogalehrers wählte, der mir ideale Voraussetzungen bietet, meine Praxis auf dem Gebiet der Meditation stetig zu vertiefen.

Obwohl Yoga mittlerweile ein weltweiter Boom geworden ist, sind es hauptsächlich die körperlichen Übungen des Yoga, die praktiziert werden. Das eigentliche Ziel des Yoga ist jedoch, gemäß dem Weisen Patañjali, die Verbindung mit dem höchsten Bewusstsein. Damit ist das unbeschreibliche, ewige, unsterbliche, schauende Prinzip in uns gemeint, das ich in diesem Buch als inneren Meister bezeichne. Die Verbindung kann durch Meditation, Achtsamkeitstraining und auch durch andere Bewusstseinsschulungen erreicht werden. Es gibt allerdings auch Menschen, denen diese Einheitserfahrung einfach und meist von einem Moment zum anderen geschenkt wird.

Bereits seit zwanzig Jahren meditiere ich regelmäßig. Meine ausgezeichnete körperliche und geistige Gesundheit und meine beruflichen Erfolge im Yoga habe ich sicherlich zu einem großen Teil der Praxis der Meditation zu verdanken. Sie schenkt mir die nötige Klarheit, innere Ruhe und Energie, um so aktiv und kreativ zu sein. Die Meditation und die Beziehung zu meinem inneren Meister helfen mir, hingebungsvoll und voller Enthusiasmus den ganzheitlichen Yoga an andere Menschen weiterzugeben. In meinen Yogalehrerausbildungen erlebe ich, wie kraftvoll eine vierwöchige Yogapraxis mit intensiver Meditation wirken kann. Gerade in der heutigen stressbetonten Zeit ist es äußerst wertvoll, zur Ruhe zu kommen, klar zu werden, Zufriedenheit und Lebensfreude aufzubauen und Mitgefühl und Liebe blühen zu lassen. Es erfüllt mich mit großer Dankbarkeit, wenn ich am Ende eines solchen Kurses die zufriedenen Schüler mit leuchtenden Augen und voll neuer Lebensenergie verabschieden kann.

Viele Yogaschüler berichten mir später, wie positiv sie sich durch den Kurs verändert hätten. Durch regelmäßige Meditation kommen wir wieder in Verbindung mit dem inneren Meister, und dies ermöglicht es, uns wahrhaftig glücklich zu fühlen. Wunschlos glücklich zu sein und vollständig zufrieden mit dem gegenwärtigen Moment, das sind Anzeichen tiefer Verbindung mit der Essenz. Diese Lichtblicke, in denen der Meister in Ihnen aufleuchtet, können Sie in allen Lebensbereichen inspirieren.

Vor einigen Jahren erlebte ich in einer Meditation eine tiefe Einheitserfahrung, die mein Leben grundlegend veränderte. Plötzlich wurde mir bewusst, dass alles schon da ist und jegliches Suchen aufhört, wenn ich, wie in jenem Moment, verbunden bin mit dem Meister in mir. Dieses Gewahrsein machte mir bewusst, wie wichtig es ist, dieser Beziehung Aufmerksamkeit und Raum zu schenken. Seit dieser Zeit fokussiere ich meinen Geist immer wieder auf den *Satguru,* den wahren Lehrer in mir, und fühle, wie die Hingabe und das Vertrauen zum Meister in mir wachsen und sich im täglichen Leben positiv auswirken. Es fühlt sich an, als würde ich von innen auf die richtigen Wege geführt und, wenn ich einmal den Weg verfehle, sanft wieder zurückgeleitet. Genauso erlebte ich auch das Schreiben dieses Buches. Es floss aus mir heraus, ohne dass ich dabei viel überlegen musste. Es fühlte sich so leicht an wie alle Dinge, die wir im Einklang tun.

Yoga-Satguru-Meditation

Je mehr Sie mit dem Meister in sich verbunden sind,
desto intensiver werden sich Ihnen wahre Liebe
und unendliche Freiheit offenbaren.

Die folgende Satguru-Meditation ist eine Technik, die für mich und für viele andere bereits hilfreich war und die sicher auch für Sie eine gute Unterstützung sein kann, um in Verbindung mit dem inneren Meister zu kommen. Wie bei jeder Meditation braucht es Zeit und regelmäßige Übung, um die Wirkungen zu erfahren.

Übung der Yoga-Satguru-Meditation

Diese Übung sollten Sie in einem Zeitraum von etwa 20 bis 45 Minuten durchführen. Lesen Sie zuerst die Beschreibung dazu und üben Sie dann die einzelnen Stufen der Reihe nach:

1. Stufe: Körperposition
   Setzen Sie sich in einer komfortablen Position, möglichst mit gekreuzten Beinen, auf den Boden. Für die meisten Menschen ist es sinnvoll, auf einem Sitzkissen zu sitzen, um die Wirbelsäule optimal aufzurichten. Falls es für Sie schwierig oder gar schmerzvoll ist, auf dem Boden zu sitzen, können Sie sich auf einen Stuhl setzen.

Richten Sie Ihre Aufmerksamkeit nun auf die Aufrichtung der Wirbelsäule. Achten Sie darauf, dass Ihre Schulterblätter nach unten Richtung Becken sinken. Verlängern Sie die Halswirbelsäule und finden Sie die optimale Haltung, indem Sie einige Male mit dem Oberkörper nach vorne und hinten pendeln. Heben Sie Ihr Brustbein ein wenig an, um den oberen Rücken zu strecken. Entspannen Sie Ihre Gesichtsmuskeln und den Kieferbereich. Aktivieren Sie den Beckenboden, um den unteren Rücken aufzurichten.
Während der Meditation sollten Sie ruhig sitzen bleiben, ohne Ihre Haltung zu verändern. Wenn die Sitzhaltung schmerzhaft wird, können Sie die Position ein wenig variieren. Bleiben Sie geduldig und lernen Sie, auch unangenehme Empfindungen anzunehmen und auszuhalten.

2. Stufe: Ritual und Fokussierung des Geistes
   Bringen Sie Ihre Handflächen vor dem Brustbein zueinander und legen Sie die Daumenwurzeln auf das Brustbein. Schließen Sie nun die Augen und sprechen Sie die folgenden Sätze:
   Ich richte meine Aufmerksamkeit auf den inneren Meister.
   Ich verneige mich und öffne mich für die Weisheit in mir.

3. Stufe: Reinigung des Geistes mithilfe des Atems
   Beginnen Sie nun mit einem leichten Halston in der Kehle, den Atem bewusst zu verlängern. Falls Ihnen diese Yoga-Kehlatmung noch schwerfällt, können Sie alternativ durch die Nase atmen.
   Verlängern Sie Ihren Atem achtsam, ohne sich dabei anzustrengen. Lassen Sie zu, dass Ihr Atem sich langsam, aber stetig ausdehnt. Nach jedem Einatmen und nach jedem Ausatmen halten Sie den Atem ein wenig an. (Bei hohem Blutdruck, Asthma, Migräne oder Herzbeschwerden sollten Sie den Atem nur kurz anhalten.) Richten Sie Ihre Aufmerksamkeit ausschließlich auf den Atem. Wenn Ihre

Aufmerksamkeit zu Gedanken oder Körperempfindungen wandert, kommen Sie immer wieder zur Atemachtsamkeit zurück. Dieses verlängerte, bewusste Atmen beruhigt das Nervensystem und bringt den Geist zur Ruhe und Sammlung. Bleiben Sie mindestens fünf Minuten bei dieser Stufe. Wenn es Ihnen schwerfällt, sich auf den Atem zu konzentrieren, verlängern Sie diese Übung um ein paar Minuten, bis es Ihnen leicht fällt, ohne dass Sie es erzwingen wollen oder müssen. Das bewusste Atmen bringt uns frische Lebensenergie und klärt den Geist.

4. Stufe: Sammlung des Geistes
   Richten Sie Ihre Aufmerksamkeit nun auf den höchsten Punkt im Körper, den Scheitelpunkt.
   Nehmen Sie die Empfindungen an genau diesem Punkt wahr. Bleiben Sie, falls Sie dort nichts wahrnehmen, geduldig und warten Sie, bis Ihr Geist genügend gesammelt ist. Beobachten Sie, ohne zu werten oder darüber zu reflektieren. Beobachten Sie die kleinsten Veränderungen. Vielleicht spüren Sie das Prickeln der Lebensenergie. Vielleicht fühlt es sich auch dumpf an. Sammeln Sie den Geist an diesem Punkt und bringen Sie Ihre Aufmerksamkeit immer wieder auf den Scheitelpunkt zurück. Bleiben Sie mindestens fünf Minuten in dieser Position. Falls Ihnen diese Sammlung des Geistes schwerfällt, verlängern Sie die Übung um ein paar Minuten.

5. Stufe: Einheit mit dem inneren Meister
   Richten Sie nun Ihre Aufmerksamkeit auf die Stille. Öffnen Sie den Geist bewusst für den Meister in sich. Falls Sie durch Gedanken oder Körperempfindungen abgelenkt werden, Ihre Aufmerksamkeit erneut auf die Stille. Je tiefer Sie in die Stille eintauchen, desto intensiver ist die Einheit mit dem inneren Meister. Dieser Zustand ist in Worten nicht zu beschreiben. Er offenbart sich durch Ge-

wahrsein. Bleiben Sie mindestens fünf bis zehn Minuten auf dieser Stufe. Je fortgeschrittener Sie sind, desto länger können Sie in dieser Phase bleiben. Da man in tiefer Versenkung leicht das Zeitgefühl verliert, können Sie sich einen Wecker stellen, damit Sie eine bestimmte Zeit nicht überschreiten.

Am Schluss der Meditation kommen Sie langsam und mit ein paar tiefen Atemzügen zurück. Nehmen Sie nun wahr, wie Sie sich energetisch und geistig fühlen. Erwarten Sie nichts und seien Sie geduldig. Einheit, Erkenntnis und Botschaften offenbaren sich genau im richtigen Augenblick. Haben Sie Respekt vor dem Meister in sich und schenken Sie ihm Geduld, Vertrauen und Hingabe. Dann geschieht es von ganz allein – und wenn Sie dafür bereit sind.

Mögliche Wirkungen dieser Meditation sind:

- Verbesserung der Atemfähigkeit und Lungenfunktion
- Senkung des Blutdrucks
- Vermehrte Sauerstoffzufuhr und Energiegewinn für alle Zellen und Organe
- Entgiftung durch basische Wirkung
- Stimulierung der Verdauungsorgane
- Erhöhung der Lebensenergie *(Prana)*
- Beruhigung des Nervensystems und Entspannung des Körpers
- Reduzierung von emotionaler und geistiger Anspannung
- Erhöhte Konzentration und geistige Klarheit
- Verbindung mit der inneren Weisheit
- Steigerung der Lebensfreude und Zufriedenheit
- Einheitserfahrung mit dem inneren Meister

Die hier beschriebene Meditationstechnik praktiziere ich seit einigen Jahren regelmäßig und unterrichte auch Varianten davon in meinen Yogaausbildungskursen. Aus der Praxis weiß ich, dass es für viele Menschen einfacher ist, eine Meditationstechnik unter Anleitung zu erlernen. Falls Sie Fragen haben zu dieser oder anderen Übungen, können Sie mich also gerne kontaktieren (unter der Adresse, die weiter hinten im Buch angegeben ist).

Wichtig ist es, regelmäßig zu praktizieren; denn um tiefe Wirkungen zu erfahren, ist es nötig, sich in die Methode zu vertiefen. Wenn Sie diese Technik nicht anspricht und Sie keine Resonanz erfahren, probieren Sie, ob es mit den nun folgenden Meditationsübungen vielleicht besser klappt. Es gibt viele Techniken. Schauen Sie am besten, welche für Sie am besten wirken.

Mantra-Rezitation

Entdecken Sie Ihre Stimme. Sie ist wunderbar und einzigartig.

Eine Bedeutung des Wortes *Mantra* ist „Schutz vor dem unruhigen, zerstreuten Geist". Eine andere Übersetzung lautet „Reinigung des Geistes". Das Wort *Mantra* kommt aus dem Sanskrit und bedeutet auch „Klangschwingung". Seit mehr als 5000 Jahren werden die Mantras aus den vedischen Schriften rezitiert und gesungen. Mittlerweile haben viele Menschen auch außerhalb Indiens die Kraft der Mantras entdeckt. Anfänglich mag es noch ungewohnt sein, indische Sanskritwörter zu rezitieren. Viele meiner Yogaschüler berichten mir, dass es ihnen am Anfang schwerfiel, sich darauf einzulassen, dass sie aber heute davon begeistert sind.

Neues, Ungewohntes kann zunächst auf Ablehnung stoßen. Wenn Sie sich aber auf Neues einlassen und es ausprobieren, brechen Sie aus Ihrer gewohnten Bahn aus und erweitern Ihren Horizont. In diesem Sinne lade ich Sie ein, diese Mantra-Meditation mehrmals auszuprobieren, um mit Ihrer Stimme vertrauter zu werden. Leider denken viele Menschen, sie hätten keine geeignete Stimme, um zu singen, und verschließen sich gegenüber dem Singen. Diesen Irrglauben hatte ich früher ebenfalls, da meine Lehrer in der Schule mir dementsprechende Noten gaben. Dieses negative Urteil war noch bis vor etwa zwanzig Jahren in mir gespeichert, bis mein indischer Yogalehrer mir versicherte, ich hätte eine wunderbare Stimme, um Mantras zu rezitieren. Als ich die Kraft und Schönheit meiner Stimme und des Singens wiederentdeckte, öffnete sich mir eine neue Welt. Durch die Mantras konnte ich meine Stimme nicht nur kräftigen, sondern auch variieren und erreichte tiefere und höhere Tonlagen als bisher. Dank meiner inzwischen jahrelangen Mantra-Erfahrung konnte ich mein Stimmspektrum enorm erweitern. Da ich durch meine berufliche Tätigkeit als Lehrer viel spreche, profitiere ich von dieser Stimmkraft täglich.

Die Mantras sind Schwingungen und bringen den Körper in Schwingung. Es sind wahre Stimmungsmacher, weil wir durch die Vibration der Mantras selbst in Stimmung kommen. Es gibt unzählige Mantras aus den verschiedenen Kulturen und spirituellen Traditionen mit ganz unterschiedlichen Inhalten und Wirkungen. Alle haben aber eines gemeinsam: Sie verbinden Sie mit Ihrer Atem- und Stimmkraft. Mantras sind Klangschöpfungen. Sie kommen aus dem Nichts und gehen wieder dorthin zurück. So heißt es auch in der Bibel: „Am Anfang war das Wort, und das Wort war bei Gott, und Gott war das Wort.“ (Mose 1,1)

Unhabhängig davon, welcher Glaubensrichtung Sie angehören, ist das Wort ein Klang, eine Urschöpfung. Es ist nicht so wichtig, was Sie sagen. Wesentlich ist, wie Sie es sagen. Ihre Energie und die Klarheit in Ihrer Stimme haben großen Einfluss auf Ihr Leben. Ihre Stimme hilft Ihnen, sich klar mitzuteilen. Sie hilft Ihnen, in allen Bereichen des Lebens erfolgreich zu sein.

Mantras zu rezitieren und zu singen ist eine Stimmschulung, die Sie lehrt, sich differenziert und klar in Sprache auszudrücken. Die verschiedenen Sprachen haben ihre ganz eigenen Betonungen und Klangschwingungen. Haben Sie schon bemerkt, dass Sie sich jeweils anders fühlen, wenn Sie eine Fremdsprache wie Englisch, Spanisch oder Französisch sprechen? Auch dieselbe Sprache hat in verschiedenen Regionen ihren eigenen Klang. Das gilt für Deutsch, Englisch und die meisten anderen Sprachen. Mantra-Rezitation schult uns, uns auf die Betonungen, die Tonlage und die Aussprache einer Sprache einzulassen.

Mantra-Rezitation hat einen zentrierenden Effekt und ist wegen ihrer Präzision eine ausgezeichnete Wahrnehmungsübung für aufmerksames Zuhören. Das Gehör und das Gedächtnis, die Sprachwiedergabe und vor allem auch der Atem werden geschult. Zu Beginn fällt es vielen Menschen schwer, sich die Mantras zu merken, weil ihr Gedächtnis untrainiert ist. Durch die Mantra-Rezititation verbessern sich Konzentration und Gedächtnis aber rasch. Die Tochter meines ersten indischen Yogalehrers konnte schon als Kind unzählige Verse auswendig rezitieren und war damit keine Ausnahme.

Das Singen der Mantras (in der indischen Tradition *Kirtan* genannt) wirkt außerdem herzöffnend und fördert die Hingabe. Das Singen verbindet die Menschen seit Tausenden von Jahren auf tiefster Ebene; denn durch gemeinsames Singen entstehen Verbindungen und Nähe zueinander. Sowohl das Singen wie auch die Rezitation der Mantras können noch zahlreiche weitere positive Wirkungen haben, vor allem:

- ein verlängertes Atemvolumen
- Entspannung und Kräftigung des Zwerchfells
- Beruhigung und Stimulierung des Geistes
- erhöhte Hörfähigkeit

- Lösung von emotionaler und mentaler Anspannung
- Entspannung der Kiefer-, Hals- und Nackenmuskulatur
- eine kraftvolle und abwechslungsreiche Stimme
- Verbesserung der Konzentration und Achtsamkeit
- geistige Klarheit
- Verbindung und Vertiefung mit den verschiedenen Inhalten von Spiritualität
- Erfahrung von Einheit, Erkenntnis und Botschaften des wahren inneren Meisters

Wie bei jeder Praxis kommt es darauf an, mit welcher inneren Haltung wir die Mantra-Rezitation ausführen. Beim Rezitieren, also dem Aussprechen der Mantras, bestimmen Achtsamkeit und Präzision die Wirkung. Beim Singen steht dagegen die Hingabe im Vordergrund und beeinflusst je nach Intensität die Wirkung der Mantras.

Wenn wir ein Mantra auswählen, verbinden wir uns bewusst mit dessen Kraft und dessen Thema. Um die Beziehung zum inneren Meister zu vertiefen, können wir das Satguru-Mantra rezitieren. Wie beim Einloggen ins Internet, um online zu sein, loggen wir uns sozusagen mit dem Mantra in ein bestimmtes Thema ein. Durch die folgende Mantra-Meditation haben bereits viele der von mir ausgebildeten Yogalehrer und auch ich selbst tiefe Einsichten und Erkenntnisse erfahren. Ich leite diese Mantra-Meditation so an, dass die Teilnehmer sich nach dem Mantra auf die innere Stimme fokussieren und anschließend aufschreiben, was ihnen offenbart wurde. Ich bin immer wieder fasziniert davon, was sie zu Papier bringen. Um davon einen Eindruck zu geben, hier einige Beispiele:

- Alles, was ich brauche, ist in mir.
- Das Leben ist kostbar und unendlich im Fluss.

- Du findest mich im Jetzt.
- Es ist Frieden.
- Das Licht ist in dir.
- Liebe dich bedingungslos und lebe in Gelassenheit.
- Wenn ich tief mit mir verbunden bin, dann spüre ich Verbindung zu allen Lebewesen.
- Ich folge meinem Herzen und der Liebe; ich vertraue, dass alles richtig ist, was geschieht.
- Erst in der Klarheit sind meine Sinne von Nutzen.
- Sei offen und unschuldig wie ein Kind.
- Handeln ist wichtiger als Reden.
- Der Weg zum inneren Licht führt über das Herz. Zum Herzen führen stille Pfade.
- Wenn du im Herzen bist, kannst du die Liebe und Schönheit außen und in dir spüren.
- Solange man sich treu bleibt, hat man alles richtig gemacht.
- Achtsamkeit und Demut sind gute Wegbegleiter auf dem Weg zur Freude.
- Ich liebe mich und respektiere meine Grenzen.
- Ich bin das Licht. Ich bin die Liebe.
- Wenn man an sich glaubt, kann man alles erreichen.
- Alles ist möglich. Die Begrenzung ist deine Vorstellung.
- Es ist so, wie es ist. So ist es.

Ist es nicht faszinierend, welche Weisheiten nach solch einer Mantra-Meditation in Worte gefasst werden? Einige Zettel solcher Satguru-Meditationen hängen über meinem Schreibtisch – zu meiner Freude und Inspiration.

Sätze, die aus Ihrem Zentrum kommen, sind kraftvoller als alle Sprüche und Weisheiten aus Büchern. Sie entspringen der Quelle und manifestieren sich durch Sie. Sie können auch für sich selbst Ihre ganz eigene Satguru-Weisheitssammlung zusammenstellen. Und wenn Sie mir Ihre Sammlung schicken möchten, würde mir das große Freude bereiten.

Mantra-Satguru-Meditation

Planen Sie für diese Meditation etwa 15 bis 45 Minuten ein. Lesen Sie zuerst die Beschreibung der Meditation ganz durch und üben Sie dann die einzelnen Stufen der Reihe nach.

1. Stufe: Körperhaltung

   Setzen Sie sich in einer komfortablen Position, möglichst mit gekreuzten Beinen, auf den Boden. Für die meisten Menschen ist es sinnvoll, auf einem Kissen zu sitzen, um die Wirbelsäule optimal aufzurichten. Falls es Ihnen schwerfällt, auf dem Boden zu sitzen, können Sie sich alternativ auf einen Stuhl setzen. Richten Sie Ihre Aufmerksamkeit auf Ihre aufrechte Körperhaltung. Lassen Sie Ihre Schulterblätter entspannt Richtung Becken sinken. Finden Sie die optimale Körperhaltung, indem Sie einige Male mit dem Oberkörper nach vorne und hinten pendeln und dann in der Mitte anhalten. Entspannen Sie den Kieferbereich und richten Sie Ihre Aufmerksamkeit auf die Bauchdecke. Beobachten Sie die Bauchatmung und achten Sie darauf, beim Rezitieren oder Singen die Aufmerksamkeit auf Ihren Bauch zu lenken.

2. Stufe: Absicht der Meditation

   Setzen Sie sich eine klare Absicht für diese Meditation.

   Mögliche Absichten sind:

   - Ich öffne mich für die Weisheit des Meisters in mir.
   - Ich verbinde mich mit der Heilkraft meines inneren Heilers.
   - Ich öffne mich der Vergebungskraft des inneren Meisters.
   - Ich ruhe mich aus in der Stille.

- Ich empfange die bedingungslose Liebe in mir.
- Ich wünsche mir die Klärung meines Geistes oder einer konkreten Frage.

Indem Sie sich Ihrer Absicht bewusst werden, wird die Ausrichtung Ihres Geistes klar. Natürlich können Sie auch ohne eine bestimmte Absicht mit der Meditation beginnen und einfach offen sein für das, was Ihnen begegnet. Meditation ist, wie das Leben, voller Überraschungen.

3. Stufe: Rezitation des Mantras

Beginnen Sie nun mit ruhiger, tiefer Stimme langsam und deutlich das Mantra „*Om satguru satguru namo namaha*" zu wiederholen. Nach jedem Wort können Sie kurz innehalten, bevor Sie das nächste Wort rezitieren oder singen. Nach einigen Wiederholungen können Sie die Stimme auf eine mittlere Tonhöhe anheben und die Wörter kraftvoller rezitieren. Das wird Ihre Stimme und Atemkraft stärken und Ihre Aufmerksamkeit erhöhen. Rezitieren und hören Sie das Mantra gleichzeitig. Zu Beginn werden Sie dabei vielleicht ermüden, weil Sie es nicht gewohnt sind, Ihre Stimme so lange kraftvoll einzusetzen. Wiederholen Sie das Mantra dennoch einige Minuten lang mit deutlicher Intensität und erspüren Sie den Moment, wann es Zeit ist, das Mantra wieder leiser und tiefer zu wiederholen. Es ist wichtig, dass Sie das Mantra gegen Ende stufenweise leiser wiederholen und dann sanft in die Stille übergehen.

4. Stufe: Gewahrsein des inneren Meisters

Verweilen Sie nun in der Stille und beobachten Sie, was jetzt ist. Falls Gedanken oder Körperempfindungen Sie ablenken, kehren Sie wieder zurück ins Gewahrsein der Stille. Lassen Sie sich überraschen, denn die Erfahrung ist jedes Mal anders. Lassen Sie alle Erwartungen und Vorstellungen los. Tauchen Sie tief ein in die Stille und öffnen Sie sich für Ihre eigene Weisheit, das Licht und die

Liebe. Staunen Sie, welche Botschaften jetzt zum Vorschein kommen. Falls Ihr Geist anfängt, sich einzumischen, zu kommentieren oder zu analysieren, nehmen Sie es zur Kenntnis und richten Sie Ihre Aufmerksamkeit erneut auf die Stille. Verweilen Sie mindestes zehn bis dreißig Minuten in der Stille und üben Sie sich in Geduld und höchster Aufmerksamkeit. Trainieren Sie sozusagen den Geduldsmuskel und entspannen Sie den Ungeduldsmuskel. Nur wer Geduld hat, wird dem Meister in sich begegnen.

5. Stufe: Beenden der Meditation und Integration ins Leben
   Kommen Sie nach dieser Zeit der Stille wieder zurück, indem Sie einige Mal tief ein- und ausatmen. Spüren Sie Ihren Körper und bewegen Sie ihn ganz nach Ihrem Bedürfnis.
   Nun ist der richtige Moment, um Ihre Botschaft oder Erkenntnis aus der Meditation aufzuschreiben. Die gesammelten Botschaften bieten Ihnen einen Fokus für Ihre jetzige Lebenssituation. Je mehr Satguru-Nachrichten Sie in tiefer Meditation und auch in alltäglichen Situationen empfangen, desto mehr wird sich Ihr Unterbewusstsein darauf einstellen. Tiefe Meditation verändert die tief sitzenden, subtilen Hindernisse in Ihnen und bringt sie ins Bewusstsein. Deshalb ist Meditation so kraftvoll und reinigend. Sie dringt in tiefe Schichten des menschlichen Bewusstseins ein und wandelt jegliche Form von Unbewusstheit in Bewusstheit um. Je klarer Ihr Geist ist, desto klarer wird sich der innere Meister offenbaren. Nehmen Sie sich also Zeit, sich mit dieser Meditation vertraut zu machen.
   Wenn es Ihnen hilft, das Mantra zuerst anzuhören, finden Sie es auf meiner CD „Finde den Meister in dir“. Wenn Ihnen das Mantra-Singen mehr Freude schenkt als das Rezitieren, können Sie das Satguru-Mantra auch singend wiederholen. Gerne können Sie bei mir eine CD zum Mitsingen des Satguru-Mantras bestellen.

Metta-Meditation für die Entfaltung der liebevollen Güte

Je mehr Sie ohne Erwartungen geben,
desto mehr wird zu Ihnen zurückkommen.

Diese Meditationstechnik, die schon der Buddha lehrte, hat mein Leben auf wunderbare Weise verändert und berührt mich noch immer aufs Tiefste. Metta-Meditation hat mir geholfen und hilft mir immer wieder, weniger kritisch und selbstbezogen zu sein. Diese Technik inspiriert mich ebenso wie viele meiner Freunde, Qualitäten des Meisters in uns bewusst zu kultivieren. Mir selbst und anderen Menschen Liebe, Mitgefühl, Mitfreude und Gleichmut zu schenken ist eine befreiende Praxis, die das Herz öffnet und uns mit allen Wesen tief verbinden kann. Es ist ein Weg aus der Illusion des Getrenntseins und kann uns wahres Glück offenbaren. Die heilende Kraft dieser vier Qualitäten – Liebe, Mitgefühl, Mitfreude und Gleichmut – reinigt unseren Geist und hilft uns, engstirnige, egoistische, ablehnende und ängstliche Haltungen loszulassen.

Für mich ist Metta-Meditation ein Bestandteil meines Lebens geworden, der wesentlich dazu beiträgt, dass ich mich so intensiv für den Meister in mir öffne. Ohne *Metta* hätte ich dieses Buch wahrscheinlich nicht schreiben können. Die Wirkungen, die der Buddha dieser heilsamen Technik zuschrieb, habe ich bereits geschildert. Durch Bewusstheit können wir schädliche Eigenschaften, wie Egoismus, Zorn, Angst oder Gier, erkennen, diese aufgeben und das Gute in uns kultivieren. Sobald wir uns mit dem inneren Meister, dem Guten, in Verbindung bringen, wird es heller in und um uns und unser wahres Wesen kommt zum Vorschein. Wenn es heißt, jemand habe sein wahres Gesicht gezeigt, meinen die Menschen allerdings meist damit die Schattenseiten. Dabei verwechseln sie das Wahre mit dem Unwahren.

Das wahre Gesicht eines jeden Menschen ist sein guter Kern, auch wenn es uns bei manchen Menschen schwerfällt, diesen zu erkennen angesichts der negativen Seiten, die ihn dominieren. Im tiefsten Kern trägt jeder Mensch das Potenzial eines erleuchteten Buddha in sich. Bei der Metta-Meditation geht es um die tiefe Wandlung. Es geht darum, das Unheilsame aufzugeben und das Gute zu pflegen. Anstelle des Schattens können wir dann auch das Licht bei uns und anderen Wesen sehen. Vollkommenheit und Einheit sind unsere grundlegende Natur, unabhängig von all den schwierigen Erlebnissen, die wir schon erlebt haben.

Metta, „die liebende Güte“, ist die Basis, auf der Mitgefühl, Mitfreude und Gleichmut gedeihen. Je mehr Güte wir spüren, desto einfacher wird es für uns, mit anderen zu fühlen und tolerant zu sein. Liebe und Güte inspirieren uns, uns am Erfolg anderer mitzufreuen, statt neidisch zu sein. Sie helfen uns, in schwierigen Situationen gelassen zu bleiben und uns den Herausforderungen des Lebens zu stellen, statt uns aus Angst zurückzuziehen. *Metta* ist eine Möglichkeit, Ängsten zu begegnen, sie anzunehmen und loszulassen. Wenn wir die Sätze der Metta-Meditation wiederholen, können sich die Ängste durch die Kraft der Liebe lösen. Angst ist demnach ein Mangel an Verbundenheit mit der Liebe. Wie Vitaminmangel können wir auch Liebesmangel haben, der sich in allerlei Krankheitssymptomen manifestiert. Heilsein und ganzheitliche Gesundheit sind unser Urzustand, in den wir zurückkehren, wenn wir genügend *Metta* in uns spüren. Das Vitamin „Liebe“ einzunehmen mindert unsere Einsamkeit, Verzweiflung, Traurigkeit, Wut und Unsicherheit und führt uns zurück in die Zusammengehörigkeit und Sicherheit. Liebe und Einheit zu erfahren ist die tiefste Sehnsucht eines Menschen – deshalb ist Liebe auch die Essenz aller Religionen und der Spiritualität. Aus diesem Grund ist sie so wesentlich für die Gesundheit des Menschen, ja für die Gesundheit aller Wesen und der Umwelt. Durch ihre Kraft kann sich alles wandeln. Es ist die Liebe, die alles miteinander verbindet. Sie strahlt ewig und bedingungslos wie die Sonne, die allen Wesen gleich viel Licht schenkt.

Jegliche sektiererische, engstirnige Haltung stellt eine Abspaltung vom Ganzen dar und wird die wahre Natur verhüllen. Solche Haltungen führen zu schädlichen Handlungen, mit denen wir uns und anderen Menschen Leid zufügen. Die größte Herausforderung meines bisherigen Lebens konnte ich erst überwinden, als mein *Metta,* die Güte in mir, einen hohen Level erreichte. Doch diese Herausforderungen im Leben bieten uns gleichzeitig die größten Chancen, in liebender Güte zu wachsen. Nicht umsonst heißt es, dass wir aus Leid am meisten lernen. Leid kann uns zwar zeitweilig einengen und dominieren, doch es kann unsere wahre Natur niemals zerstören, weil sie unzerstörbar und ewig ist. Mit liebevollem Herzen lassen wir uns von nichts und niemandem aufhalten. Niemand kann Sie daran hindern, zu lieben, und sei es eben jene Person, die Ihnen Leid zufügt. Als ich in einem meiner Yogakurse aussprach, dass ich auch die mag, die mich selbst nicht so gern mögen, haben mich einige verwundert angeschaut. Es gibt nicht wenige Menschen, die mit Liebesentzug versuchen, andere zu manipulieren. Sie geben Zuckerbrot, wenn andere tun, was sie erwarten, und Peitsche, falls andere ihren Erwartungen nicht gerecht werden. Leider lassen sich viele Menschen aus Angst vor Ablehnung auf solche Erpressungen ein.

Wer nicht in der Selbstliebe gegründet ist, kann leicht aus dem Gleichgewicht gebracht werden. Wenn Sie unfreundlichen Menschen freundlich begegnen, kritischen offen, zornigen sanft und ungeduldigen geduldig, werden Sie auf wundersame Weise erleben, wie sich andere wandeln, weil Sie selbst fest in der Liebe und im Gleichmut verankert sind. Schenken Sie sich selbst ebenso viel Liebe, Großzügigkeit, Freude und Gleichmut; denn Sie haben sie verdient. Hören Sie dagegen auf, dies von anderen zu erwarten, vor allem nicht von jenen, die sich selbst nicht lieben. Ebensowenig wie sich selbst können sie Ihnen liebevoll und einfühlsam begegnen. Es fängt also bei Ihnen an. Ihre Liebe ist die stärkste Kraft und sie kann alles Negative besiegen.

Reflexion für ein positives Selbstbild

Reflektieren Sie nun über die folgenden Fragen zu Ihrem Selbstbild und der Wertschätzung für sich selbst:

- Welche guten Taten habe ich in letzter Zeit vollbracht?
- Was waren meine größten Erfolge im Leben?
- Welche Qualitäten schätze ich besonders an mir?
- Welche positiven Rückmeldungen habe ich schon erhalten?
- Welche meiner Stärken kann ich noch ausbauen?
- Wie viel Selbstliebe schenke ich mir?
- Kann ich mir vergeben, wenn ich einmal aus dem Gleichgewicht komme?
- Bin ich großzügig zu mir und gönne mir Dinge?
- Gibt es Menschen, die mir dankbar sind und mich wertschätzen?
- Wie würde sich mein Leben verändern, wenn ich in diesem Moment beschließe, mein Selbstbild noch positiver zu sehen?
- Bin ich bereit, mich als einen tollen Menschen zu sehen?
- Wenn nicht, warum nicht?

Sich selbst toll zu finden heißt noch lange nicht, dass man ein Egoist oder Narzisst ist. Im Gegenteil: Wer genügend Selbstvertrauen hat, braucht sich vor Anregungen, Kritik oder Ablehnung nicht zu fürchten. Menschen mit einem positiven Selbstbild fällt es leichter, Demut und Bescheidenheit zu praktizieren. Humorvolle Menschen, die über sich selbst lachen können, sind eine Wohltat und schenken uns Leichtigkeit.

Übung der Metta-Meditation

Wenn wir die traditionelle Metta-Meditation ausführen, die wie gesagt aus der buddhistischen Tradition stammt, gibt es vier Sätze, die wir laut oder auch nur im Geist aussprechen und mehrmals wiederholen:

- Möge ich frei sein von Gefahr.
- Möge ich glücklich sein.
- Möge ich körperlich gesund sein.
- Möge ich leicht durchs Leben gehen.

Lassen Sie sich Zeit und sprechen Sie diese Sätze immer wieder. Falls Sie andere Sätze mehr inspirieren, können Sie die Sätze entsprechend verändern. Achten Sie aber darauf, dass Sie die Sätze positiv formulieren. Wie fühlen Sie sich, wenn Sie diese Sätze aussprechen? Beobachten Sie die Wirkung auf Ihren Geist. Indem Sie diese Sätze regelmäßig wiederholen, werden sich viele positive Wirkungen zeigen.

Diese Metta-Sätze sollten Sie zunächst für sich selbst aussprechen – „Möge ich glücklich sein". In der Metta-Tradition gibt es dann noch weitere Ebenen. So können Sie *Metta* für einen Freund, eine neutrale Person oder eine schwierige Person wünschen, bis hin zu Wesen und ganzen Gruppen, die Ihnen oder denen Sie feindlich gesonnen sind – „Möge er/Mögen sie glücklich sein" ... Wie bei allen Disziplinen lohnt es sich, beim Einfachen zu beginnen und stufenweise fortzufahren.

An dieser Stelle möchte ich Ihnen eine Geschichte als Beispiel für *Metta* erzählen, die mir unter die Haut ging. Ein burmesischer Mönch, der vor einigen Jahren in Burma mehrmals von der Polizei mit Elektroschocks gefoltert worden war, äußerte sich auf die Frage, was seine größte Angst in dieser Zeit gewesen sei, folgendermaßen:

„Meine größte Angst war, das Mitgefühl für meine Folterer zu verlieren. Sonst hatte ich keine Angst. Ich war bereit für den Tod, ohne ihn zu fürchten. Ich schenkte meinen Folterern täglich Metta-Meditation."

Bis heute beeindruckt mich zutiefst, wie weit *Metta* gehen kann: Mitgefühl zu empfinden mit Menschen, die mich quälen und mir fürchterliche Schmerzen zufügen. Wie kleinlich ist es dagegen zu hören, dass Menschen beleidigt sind wegen eines Witzes oder einer Bemerkung, die ihnen nicht gefällt. *Metta,* die liebende Güte, kann uns auf allen Ebenen transformieren und uns jenseits von Verlangen und Ablehnung in die Offenheit führen. Wir können lernen, das Leben so zu nehmen, wie es gerade ist. Durch bedingungsloses Geben, ohne etwas dafür zu erwarten, erfahren wir die wahre Liebe, die nicht anhaftet oder fordert.

Metta-Meditation: Wertschätzung

Wenn wir das Gute im anderen wertschätzen,
spiegeln wir den inneren Meister in ihm.

Frei zu sein von Erwartungen bringt uns in eine tiefe Dimension geistiger Freiheit und wahrer Unabhängigkeit. Es befreit uns vom Warten und der Anspannung und der Enttäuschung, wenn nicht eintrifft, was wir uns vom anderen im Stillen erhoffen. Wünsche und Bedürfnisse als deutliche Bitte und nicht als Forderung zu formulieren und die Antwort darauf zu akzeptieren, egal wie sie ausfällt, kann uns helfen, klarer und glücklicher zu leben.

Als Lehrer erfahre ich täglich, wie Menschen auf unterschiedliche Art und Weise auf sich aufmerksam machen. Dabei ist mir bewusst geworden, wie wichtig Anerkennung im menschlichen

Leben ist. Ob jemand ständig im Mittelpunkt stehen muss, durch Angeben auf sich aufmerksam macht oder über Ablehnung oder Traurigkeit – es geht stets darum, wahrgenommen zu werden. Um meinem eigenen Bedürfnis nach Anerkennung nachzukommen, begann ich, mir Dinge für mich selbst zu wünschen und mich wertzuschätzen. Dabei entdeckte ich die Magie des Wünschens und die heilsame Kraft der Wertschätzung, die das Herz öffnet und den inneren Meister zum Vorschein bringt. Durch meine eigenen Metta-Meditationen entwickelte es sich, dass ich plötzlich vermehrt positive Wünsche aussprach. Im Gegenzug wünschten mir mehr Menschen Gutes. Mir selbst mehr Wertschätzung entgegenzubringen half mir also, meine guten Eigenschaften in den Vordergrund zu stellen und meine Schwächen mehr anzunehmen. Dadurch sah ich auch bei anderen vermehrt das Gute und folgte weniger der Stimme des scharfen Kritikers in mir. In dem Wissen, dass das, was mich am anderen stört, mehr über mich selbst als über die andere Person aussagt, fällt es mir heute leichter, den Schwächen anderer toleranter zu begegnen.

Basierend auf dieser Erfahrung entwickelte ich eine eigene Form der Metta-Mediation für meinen Yogaunterricht, die ich seit vielen Jahren mit ausgezeichneten Ergebnissen durchführe. Sie aktiviert die Qualitäten des inneren Meister in uns und anderen und schenkt uns tiefe Erfüllung und höchste Zufriedenheit. Oft laufen mir bei dieser Meditation die Glückstränen übers Gesicht. Wenn Menschen sich von Herzen etwas wünschen und sich und andere wertschätzen, ist es, als würde sich das Herz weiten.

Übung zur Metta-Meditation: Wertschätzung

Lesen Sie auch hier zuerst die Beschreibung der Meditation ganz durch und üben Sie dann die einzelnen Stufen der Reihe nach.

1. Stufe: Vorbereitung der Körperhaltung
Setzen Sie sich in einer komfortablen Position, wenn möglich mit gekreuzten Beinen, auf den Boden. Für die meisten Menschen ist es sinnvoll, auf einem Kissen zu sitzen, um die Wirbelsäule optimal aufzurichten. Falls es Ihnen schwerfällt, auf dem Boden zu sitzen, können Sie sich auch auf einen Stuhl setzen. Richten Sie Ihre Aufmerksamkeit auf Ihre stabile, aufrechte Körperhaltung. Lassen Sie Ihre Schulterblätter entspannt Richtung Becken sinken. Finden Sie die optimale Körperhaltung, indem Sie einige Male mit dem Oberkörper nach vorne und hinten pendeln und dann in der Mitte anhalten.

2. Stufe: Hinführung zur Stille durch tiefe Atmung
Schließen Sie Ihre Augen und lenken Sie Ihre Aufmerksamkeit auf die Atmung. Atmen Sie bewusst langsamer und tiefer als sonst, um den Geist zu beruhigen und zu sammeln. Praktizieren Sie dies einige Minuten lang.

3. Stufe: Fokussierung auf die Stille
Bleiben Sie in der Stille sitzen und fokussieren Sie Ihren Geist auf die Stille. Die Gedanken, die Sie ablenken, nehmen Sie wahr und lassen sie weiterziehen, ohne sich mit ihnen zu beschäftigen. Ihre Aufmerksamkeit kehrt immer wieder zur Stille zurück. Bleiben Sie mindestens zehn Minuten in dieser Übungsphase.

4. Stufe: Metta-Meditation zur Wertschätzung für sich und andere
Benennen Sie nun im Geist Qualitäten, die Sie an sich wertschätzen. Seien Sie dabei großzügig und lassen Sie sich Zeit, möglichst viel Gutes an sich zu sehen und bewusst wertzuschätzen. Danach können Sie diese Wertschätzung auf andere Menschen ausdehnen. Sehr berührend ist es, diese Meditation in der Gruppe durchzuführen. Dabei können Sie Ihre Wertschätzung mit geschlossenen Augen direkt der geschätzten Person mitteilen. Wenn eine Person

gleichzeitig von mehreren Personen *Metta* bekommt, ist die Herzensberührung oft so groß, dass sich tiefe Dankbarkeit und Zufriedenheit im Raum ausbreitet. Viele Menschen haben noch nie so viel Wertschätzung erhalten wie in diesen Momenten.

Nach einigen Minuten der Wertschätzung kommen Sie langsam zurück, indem Sie tief atmen, wieder Ihren Körper wahrnehmen und dann langsam die Augen öffnen. Wie fühlen Sie sich jetzt in Ihrem Körper? Wie fühlen Sie sich emotional und mental? Wie empfinden Sie die Verbindung zwischen sich und dem Menschen, dem Sie *Metta* geschenkt haben?

Wenn wir das Gute im anderen wertschätzen, spiegeln wir den inneren Meister in ihm. Bemängeln wir die Schwächen bei den anderen, projizieren wir dadurch unseren eigenen Schatten auf andere. Es ist klar ersichtlich, welches von beiden die meisten Menschen mehr praktizieren und was daraus folgt. Menschen, die andere oder auch sich selbst oft und unreflektiert kritisieren, bauen ihr Ego auf und legen einen Schleier der Ignoranz über den inneren Meister. Das Gute im anderen zu sehen fördert Demut und Bescheidenheit. Im Gegensatz zu Rechthaberei, Stolz und Eitelkeit fällt diese Haltung dem Ego schwer. Dabei verbindet Wertschätzung die Menschen miteinander und fördert Harmonie, Wohlwollen, Verständnis und Toleranz.

Diese Metta-Übung können Sie sofort in Ihren Alltag integrieren. Sie werden staunen, wie positiv die meisten Menschen reagieren, wenn Sie ihnen echte Wertschätzung und Anerkennung zuteilwerden lassen. Achten Sie darauf, diese im passenden Moment mitzuteilen. In stressvollen, angespannten Situationen fällt es vielen Menschen schwer, dafür empfänglich zu sein. Falls Menschen misstrauisch reagieren, kann es sein, dass Sie ihnen damit zu nahegetreten sind und ungewollt eine alte Verletzung aktiviert haben. Auch Ablehnung mag Ihnen entgegenschlagen, vielleicht sogar in Form eines Angriffs auf Sie. Treten Sie dann gelassen innerlich einen Schritt zur Seite, damit dieser ins Leere geht, statt Sie zu treffen, und nehmen Sie es keinesfalls persönlich, wenn jemand Ihre Wertschätzung zurückweist. Nicht jeder ist bereit, das Gute zu empfangen.

Wertschätzung zeigt uns, wie viel Gutes wir und andere schon getan haben und immer noch tun. Es bestärkt uns in unserem Potenzial und unterstützt uns dabei, es einzusetzen. Die Bekundung unserer Wertschätzung kann auch dazu beitragen, dass Menschen ihre versteckten Talente entdecken. Als ich zum Beispiel eines Abends meinem damals vierjährigen Sohn eine Metta-Wertschätzungsmeditation schenkte, verblüffte er mich, indem er mir mitteilte, was ich heute besonders Gutes geleistet hätte. Kinder saugen Wertschätzung auf wie Honig. Ein Kind, das mit viel Wertschätzung aufwächst, wird es einfacher haben, selbstbewusst zu sein und auch andere Menschen positiv zu sehen. Fehlende Anerkennung wird sich dagegen negativ auf die Entwicklung eines Kindes auswirken. Auch in Beziehungen wirkt regelmäßige Wertschätzung wie Balsam und fördert die Weiterentwicklung, den gegenseitigen Respekt und das Vertrauen zueinander. Was in der Verliebtheitsphase noch leicht fällt, nämlich viel Gutes beim anderen zu sehen, schwenkt in der Ernüchtertungsphase, wenn der Einfluss der Hormone allmählich abflaut, in die andere Richtung, und plötzlich sehen wir, was uns alles nicht gefällt. Wer jetzt die Umkehr in die positive Ausrichtung nicht mehr schafft, läuft Gefahr, in einer Trennung den Ausweg zu suchen. Trennen wir uns von einem anderen Menschen, trennen wir uns jedoch nicht von unseren Sicht- und Verhaltensweisen – und zwar gerade jenen, die durch die Beziehung auf dem Prüfstand stehen. Dieser ungelöste Entwicklungsschritt kann dazu führen, dass beim nächsten Partner alles noch schlimmer erscheint. Es ist deshalb ratsam, zuerst sich selbst zu reflektieren, bevor man zum nächsten verheißungsvollen „Engel" springt und riskiert, dass auch er sich als Teufelchen entpuppt.

Metta-Meditation: Wünsche

Jedes Mal, wenn wir anderen Gutes wünschen,
stärken wir unsere Beziehung zum inneren Meister,
der uns ebenfalls alles Gute wünscht.

Die meisten Menschen wünschen sich Gesundheit und Erfolg. Jedoch bekommen wir nicht immer, was wir uns wünschen, sondern stattdessen eher das, was wir brauchen, um zu lernen und zu wachsen. Erfüllte Wünsche können uns glücklich machen und unerfüllte können uns traurig stimmen. Dass Wünsche jetzt nicht erfüllt werden, bedeutet aber nicht, dass dies auch so bleiben wird. Möglicherweise ist nur die Zeit noch nicht reif, oder für uns steht zunächst im Vordergrund, uns in Geduld zu üben.

Über das Wünschen gibt es inzwischen viele Bücher, die einstimmig betonen, wie wichtig und hilfreich es ist, Wünsche zu formulieren und auszusprechen. Was wir bekommen, hängt eng mit dem zusammen, was wir denken, weil jeder Handlung ein Gedanke vorangeht. Wenn Sie sich in Gedanken etwas wünschen, sind Sie diesem Wunsch bereits einen Schritt näher. Das ist so, da Sie dadurch ein Energiefeld und ein gedankliches Muster schaffen, das sich im passenden Moment manifestieren kann. In unserem Inneren gibt es eine Kraft, die jedem das Beste wünscht. Anderen bewusst Gutes zu wünschen, erfüllt uns mit Freude und weckt das Gute in uns selbst.

Übung zur Metta-Meditation: Wünsche

1. Stufe: Körperhaltung

   Setzen Sie sich in einer komfortablen Position, möglichst mit gekreuzten Beinen, auf den Boden. Für die meisten Menschen ist es sinnvoll, auf einem Kissen zu sitzen, um die Wirbelsäule optimal aufzurichten. Falls es Ihnen schwerfällt, auf dem Boden zu sitzen, können Sie sich auch auf einen Stuhl setzen. Richten Sie Ihre Aufmerksamkeit auf Ihre stabile, aufrechte Körperhaltung. Lassen Sie Ihre Schulterblätter entspannt Richtung Becken sinken. Finden Sie die optimale Körperhaltung, indem Sie einige Male mit dem Oberkörper nach vorne und hinten pendeln und dann in der Mitte anhalten.

2. Stufe: Hinführung zur Stille

   Schließen Sie Ihre Augen und beginnen Sie, Ihre Atmung zu vertiefen. Atmen Sie bewusst tiefer und langsamer. Bleiben Sie einige Minuten in dieser Phase und lenken Sie Ihre Aufmerksamkeit immer wieder hin zu Ihrer Atmung.

3. Stufe: Fokussierung auf die Stille

   Richten Sie Ihre Aufmerksamkeit auf die Stille und bleiben Sie mindestens zehn Minuten in dieser inneren Sammlung. Nehmen Sie, falls Gedanken, Gefühle oder Körperempfindungen Sie ablenken, dies zur Kenntnis, ohne sich damit zu beschäftigen. Kehren Sie mit Ihrer Aufmerksamkeit immer wieder zur Stille zurück.

4. Stufe: Wünsche für sich und andere

   Formulieren Sie im Geist nun Wünsche für sich. Geben Sie sich Raum, um zu spüren, was Sie sich wirklich von Herzen wünschen, und benennen Sie dies. Erfühlen Sie, welche Wünsche Ihnen besonders wichtig sind, und geben Sie diesen Priorität. Diese Form des Wünscheformulierens können Sie auch wunderbar in einer Gruppenmeditation anwenden, in der alle Teilnehmer ihre Aufmerksamkeit auf einen Teilnehmer richten. Lassen Sie sich in jedem Fall einige Minuten Zeit, Ihre Wünsche zu formulieren, und staunen Sie, was sich offenbart. Lassen Sie sich überraschen von versteckten Bedürfnissen, die möglicherweise zum Vorschein kommen.

Bei dieser Art der Metta-Meditation füllt sich der ganze Raum mit liebevoller Güte und Großzügigkeit. Die Wünsche fallen auf fruchtbaren Boden und werden mit Freude und Dankbarkeit angenommen. Jedes Mal, wenn wir anderen Gutes wünschen, stärken wir unsere Beziehung zum inneren Meister, der uns ebenfalls alles Gute wünscht. In jedem Moment sich und anderen Gutes zu wünschen, stärkt unsere Mitfreude, Gelassenheit und Großzügigkeit, und diese Qualitäten wollen wir mit der Metta-Meditation kultivieren.

Achten Sie darauf, wie Menschen reagieren, wenn Sie ihnen von Herzen wünschen, dass sie gesund und glücklich sein mögen. Wenn wir jemandem viel Erfolg wünschen, folgt oft der Erfolg. Wenn wir viel Glück wünschen, folgt das Glück usw. Woran liegt das? Wenn wir uns beispielsweise gute Gesundheit wünschen, werden wir eher Dinge tun, die unsere Gesundheit fördern, als wenn wir uns Genuss wünschen. Mit dem Wünschen setzen wir positive Intentionen und Visionen in Gang. Und bereits das Wünschen schenkt uns Energie, etwas dafür zu tun, dass sich der Wunsch auch erfüllt. So hatte ich zum Beispiel den Wunsch, ein Buch über den inneren Meister zu schreiben. Der Wunsch hat mich motiviert, dieses Vorhaben auch umzusetzen, und beim Schreiben empfand ich große Dankbarkeit dafür.

Von Herzen wünsche ich Ihnen:

- Strahlende Gesundheit
- Loslösung von Dingen, die Ihnen oder anderen schaden

- Tiefe Verbindung zum inneren Meister
- Selbstvertrauen in Ihre Fähigkeiten und Talente
- Selbstverwirklichung in Ihren Projekten
- Mut, Ihren Weg zu gehen
- Glück und Erfüllung
- Erfolg und Reichtum
- Liebe und Weisheit
- Zufriedenheit und Demut
- Toleranz und Mitgefühl
- Geduld und Gelassenheit

Die verschiedenen Meditationen in diesem Kapitel können Ihnen helfen, diese Wünsche in Ihrem Leben umzusetzen. Jede Praxis der Achtsamkeit kann Sie mit dem Meister in Ihnen verbinden. Es gibt unzählige Meditationsformen. Bei der Auswahl habe ich Techniken gewählt, die ich selbst bereits seit vielen Jahren praktiziere und die bei mir und vielen anderen erfolgreich waren. Alle Techniken haben in der Essenz das gleiche Ziel: Leiden zu verringern und das Glück zu fördern. So sagte es auch der Buddha: „Ich lehre nur eines: Leiden und die Auflösung von Leiden."

Wenn wir den Meister in uns wahrnehmen, wird er uns immer den Weg dahin zeigen, wie wir die Auflösung von Leiden in der Praxis des Lebens umsetzen können. Sie sind nun schon ein ganzes Stück durch dieses Buch gegangen, und ich wünsche Ihnen, dass Sie viel Inspiration erhalten haben. Der kürzeste Weg zum inneren Meister ist die Hingabe. Je hingebungsvoller Sie sich dem Meister in Ihnen öffnen, desto einfacher werden Sie wahrnehmen, dass reines Bewusstsein Ihre wahre Natur ist.

Teil 3
Fünf Schlüssel zur Meisterschaft des Lebens

Nachdem Sie im ersten Teil Möglichkeiten kennengelernt haben, um Ihr Leiden zu erkennen und zu transformieren, und im zweiten Teil Wege ausprobieren konnten, sich mit dem inneren Meister zu verbinden, kommen wir jetzt zur Anwendung des Gelernten. Denn zur Weisheit kommen wir, indem wir unser Wissen praktisch anwenden.

Selbstakzeptanz und Vergebung

Akzeptieren Sie sich so, wie Sie sind;
das erleichtert Ihr Leben ungemein.

Auch wenn es sich nicht alle Menschen eingestehen, macht doch jeder leidvolle Erfahrungen im Leben, wie Krankheit, Schmerz, seelische Verletzungen oder Verlust. In solch schwierigen Phasen fällt es uns schwer, das Leben, uns und andere zu akzeptieren. Bereits das Wissen, dass es Leiden sowie unangenehme Erfahrungen und Gefühle gibt, und die Akzeptanz solcher Erfahrungen und Gefühle helfen uns, einen guten Umgang damit zu finden. Dadurch hören wir nämlich auf, Widerstand zu leisten oder Leiden zu verdrängen. Dies gilt sowohl für die äußeren Umstände als auch für uns selbst: Wenn es uns gelingt, eigene Schwächen wahrzunehmen und zu akzeptieren, können wir diese leichter integrieren und zu unserer Ganzheit finden. Lehnen wir dagegen Anteile von uns selbst ab, verschwinden diese nicht, sondern sinken ins Unterbewusstsein und werden zu einem Teil unseres Schattens. Irgendwann kommen sie von dort dann wieder zum Vorschein, unter Umständen ganz unverhältnismäßig und impulsiv. So kann zum Beispiel unterdrückte Wut aus einem scheinbar friedlichen Menschen plötzlich hervorbrechen.

Vor allem Angst ist ein Grund dafür, dass wir Erlebnisse oder Situationen ausblenden, um die damit zusammenhängenden Gefühle zu unterdrücken. Wenn wir etwas ständig ablehnen, wird es immer schwieriger, uns dessen wieder bewusst zu werden. Dass wir uns mit Situationen, Eigenschaften und Dingen auseinandersetzen, dic schwer zu akzeptieren sind, dient aber dazu, unseren Schatten zu integrieren und die Welt der Gegensätze zu überwinden. Wer sich so akzeptiert, wie er ist, nämlich mit all seinen Stärken und Schwächen, kommt der Einheit näher. Und es gehört auch dazu, die negativen Seiten, das Böse in sich, zu kennen.

Reflexion über den eigenen Schatten

- Was ärgert mich an mir und anderen am meisten?
- In welchen Situationen reagiere ich genervt oder gar bösartig?
- Was bringt mich in Rage?
- In welchen Situationen bestimmt mich meine boshafte Seite?

Sie können dieses Böse in sich und anderen zwar ablehnen und bekämpfen, aber Sie werden es dadurch nur noch verstärken. An Konflikten, Streit und Kriegen können Sie diesen Mechanismus beobachten. Sie können sich aber auch dafür entscheiden, diesen Anteil nicht noch weiter zu „reizen“, sondern ihn einfach nur sein zu lassen. Dann wird sich dieser ungeliebte Teil von Ihnen nicht mehr oder seltener zeigen. Akzeptanz schafft die Möglichkeit, sich selbst zu verändern und einen guten Umgang mit der Wirklichkeit zu finden. Nehmen Sie jedes Mal, wenn Sie Mühe haben, etwas zu akzeptieren, dies als Aufforderung, bei Ihnen selbst genauer hinzuschauen. Berechtigte Kritik an anderen können Sie später üben. Zunächst stellen Sie sich Ihrer Unzufriedenheit mit sich selbst. An anderen und vielleicht auch an sich selbst können Sie beobachten, dass es diese Unzufriedenheit ist, die sich in Beschwerden, Vorwürfen und Schuldzuweisungen Bahn bricht. Sollten Sie selbst das Ziel solcher Angriffe werden, nehmen Sie dies am besten nicht persönlich, sondern bedanken sich freundlich, ohne sich auf destruktive Gespräche einzulassen und sich zu erklären. Nutzen Sie solche Situationen, um Gelassenheit und Gleichmut zu üben. Sie werden sehen, wie schnell andere von Ihnen ablassen, wenn sie merken, dass Sie in Ihrer Mitte bleiben.

Auf diese Weise verschwenden Sie keine kostbare Zeit mit Menschen, die die Wirklichkeit verleugnen, Dinge schönreden oder Schuld auf andere projizieren und darüber die Chance verpassen, sich zu verändern. Ausschließlich die Bereitschaft uns selbst zu verändern, statt zu klagen oder andere zu beschuldigen, bringt uns im Leben voran. Der Widerstand, bei sich selbst etwas zu verändern, schlägt sich in Selbstmitleid, Schuldprojektion auf andere und der verbreiteten Opfermentalität nieder. Die Betroffenen akzeptieren nicht, was ist, oder weigern sich, die Verantwortung für sich selbst zu übernehmen. Sich zu akzeptieren heißt dagegen, diesen Widerstand aufzugeben und bereit zu sein, die Dinge zu verändern, die Sie nicht gutheißen können. Begegnen Sie Ihren Schwächen mit Wohlwollen, in dem Wissen, dass Sie dabei sind, sie umzuwandeln und zu integrieren. Schenken Sie sich Zeit und Raum, mit Ihren Schwächen umzugehen, und vergeben Sie sich, wenn sie Sie wieder einmal im Griff haben. Akzeptieren Sie diese gelegentlichen Rückschritte. Ihre Schwächen nicht mehr verstecken zu müssen, keine Angst mehr zu haben, dass andere sie entlarven und Sie deswegen ablehnen, Ihre Schwächen stattdessen anzunehmen, schenkt Ihnen Leichtigkeit.

Wer Sie nicht annehmen kann, so wie Sie sind, zeigt Ihnen, dass er selbst mit sich nicht im Reinen ist. Aufmerksamkeit hilft, uns wahrzunehmen, wenn wir in Gedanken Widerstand und Nichtakzeptanz aufbauen. Bewusstheit lässt uns die Wahl, in diese Haltung einzusteigen oder Akzeptanz zu üben und unsere Haltung zu verändern. Die Freiheit der bewussten Wahl gibt uns die Kraft, selbst in den schwierigsten Momenten gelassen zu bleiben. Wenn Sie sich im Akzeptieren der Wirklichkeit stetig üben, wird es Ihnen leichter fallen, sich Ihre Schwächen und unguten Taten zu vergeben. Jede Veränderung fängt schließlich bei Ihnen an. Vergangenes können Sie nicht rückgängig machen, und wenn Sie Frieden finden wollen, ist es notwendig, sich und anderen zu vergeben. Meine bisher schwierigste Herausforderung, die Versöhnung mit meiner Exfrau, konnte ich nur lösen, indem ich mir und ihr im Herzen aufrichtig vergeben habe. Meinen eigenen Schatten zu sehen und zu akzeptieren hat mir dabei sehr geholfen. Auch wurde mir bewusst, welchen Anteil ich am Geschehen hatte und auf welche Weise ich meine Verantwortung wahrnehmen musste, um die Situation ins Positive zu wandeln. Als ich den Moment der Vergebung erlangt hatte, fühlte es sich an, als fiele eine Last von mir. Den diffusen, aber ständigen Druck des Vorwurfs loszulassen, hat mich befreit.

Herausforderungen im Leben sind immer auch Chancen, um aufzuwachen und bewusster zu werden. Vergebung besteht nicht aus Lippenbekenntnissen, sondern erfordert, dass Sie innerlich bereit sind zu vergeben. Vergebung ist nur möglich, wenn wir vollständig bereit sind zu akzeptieren, was gewesen ist. Wer sich selbst vergibt, kann auch anderen vergeben. Dies erfordert Zeit und Raum für Heilung. In manchen Fällen, zum Beispiel nach Gewalt oder Missbrauch, benötigen Menschen professionelle Unterstützung, um ihre Erfahrungen verarbeiten zu können. Gerade in der Vergebung liegt ein entscheidender Schritt zur Heilung. Viele Bücher behandeln heute die heilende Kraft der Vergebung. Sie können Ihnen helfen, wenn Sie spüren, dass Ihnen Vergebung noch schwerfällt.

Zu akzeptieren heißt nicht, alles anzunehmen, was ist; denn alles fraglos anzunehmen, kann Ausdruck von Lethargie und Gleichgültigkeit sein. Vielmehr ist es wichtig wahrzunehmen, was Sie nicht akzeptieren möchten, und zu unterscheiden zwischen den Dingen, die Sie nicht verändern können, und solchen, die Sie sehr wohl verändern können. Anschließend geht es darum herauszufinden, wie Sie etwas verändern wollen. Beispielsweise können Sie nicht verhindern, dass Menschen Sie missverstehen. Sie können es dann entweder zu einem Konflikt kommen lassen, indem Sie sich aufregen, oder Sie klären die Angelegenheit mittels Kommunikation. Viele zwischenmenschliche Konflikte entstehen durch Missverständnisse in der Kommunikation. Durch ein offenes Gespräch hingegen wird jeder die Sicht- und Verhaltensweise des anderen besser verstehen. Derjenige, der den anderen mit Worten verletzt hat, kann um Verzeihung bitten und seine Absicht nochmals erklären. Derjenige, der sich verletzt fühlt, kann die eigene Wut akzeptieren und daraus Kraft gewinnen, um die Ungerechtigkeit zu klären und die innere Anspannung dadurch loszulassen, oder er kann die Traurigkeit wahrnehmen und feststellen, wie er mit ihr umgehen kann. Das Akzeptieren eines jeden Moments schenkt uns Klarheit und Kraft, Dinge zu verändern, die wir bisher nicht akzeptieren wollten.

Reflexion über Akzeptanz und Vergebung

Die folgenden Fragen geben Ihnen die Möglichkeit, über die Themen Akzeptanz und Vergebung zu reflektieren. Nehmen Sie sich etwas Zeit dafür und beantworten Sie die Fragen am besten schriftlich.

- Kann ich meinen Körper so akzeptieren, wie er ist?
- Gibt es Dinge an meinem Körper, die mir nicht gefallen?
- Erkenne ich bei mir Muster und Verhaltensweisen, die ich nur schwer akzeptieren kann?
- Welche Verhaltensweisen von anderen Menschen kann ich nur schwer akzeptieren?
- Wie reagiere ich, wenn andere Menschen mich nicht akzeptieren oder mich ablehnen?

- In welchen Lebenssituationen haben sich meine Schwächen offenbart?
- Welchen eigenen Schattenseiten begegne ich oftmals in meinem Leben?
- Welche Schwächen schreiben andere mir zu?
- Welche Kritik üben andere an mir?
- Bin ich bereit aufzuschreiben, welche Schwächen ich bei mir erkenne?
- Bin ich bereit, mich auch mit meinen destruktiven, boshaften Denk- und Verhaltensweisen auszusöhnen?
- Bin ich in der Lage, zu meinen Schwächen zu stehen und sie nicht abzustreiten?
- Welche Schwächen möchte ich in nächster Zeit umwandeln?
- Welche Mittel helfen mir, schwierige Situationen und Herausforderungen anzunehmen?
- Konnte ich in der Vergangenheit anderen Menschen vergeben, die mich in meiner Würde verletzt haben?
- Kann ich ihnen jetzt vergeben?
- Gibt es Menschen, mit denen ich durch Groll und Wut verbunden bin?
- Wenn ja, was könnte mir helfen, mir und ihnen zu verzeihen, um Frieden zu finden?
- Bin ich bereit für eine Aussöhnung und ein Vergebungsritual?
- Bin ich bereit herauszufinden, welchen Anteil ich leisten kann, um eine schwierige Situation zu lösen?

Es ist wichtig, die eigenen Schwächen ans Licht zu bringen und zu erkennen, sich um sie zu kümmern und sie liebevoll zu behandeln, statt sie zu bekämpfen oder zu verdrängen. Dadurch finden Sie heraus, welche Gedanken und Gefühle Sie mit diesen Schwächen verbinden und was Sie dazu beitragen, dass Sie bestimmte Ereignisse immer wieder anziehen. Erst an diesem

Punkt begreifen Sie, was Sie dadurch lernen können und bringen sich in die Lage, sich zu verzeihen. Sich selbst zu vergeben ist schwierig. Es kann eine Unterstützung sein, sich dafür in einem Moment der Meditation oder tiefen Entspannung zu öffnen. In meiner Yogatherapiearbeit habe ich viele Menschen darin unterstützt, in einem Raum der Entspannung und Bewusstheit sich und anderen tief im Herzen zu verzeihen. Es ist bemerkenswert, welcher Druck, welche Last und Spannung sich dadurch lösen können. Häufig habe ich erlebt, dass chronische Beschwerden, wie Allergien, Asthma, Bluthochdruck, Rückenschmerzen, Erschöpfung oder Depressionen, durch solche Rituale gelindert oder vollständig geheilt wurden. Akzeptanz und Vergebung sind wirkungsvolle Wege zur Transformation und Heilung. Wenn wir uns mit dem Meister in uns, der höchsten Bewusstheit, verbinden, nehmen wir schwierige Momente und Herausforderungen öfter und besser an und vergeben uns und anderen leichter. Wir gehen bewusster aus dieser Verbindung hervor und lösen Schuldzuweisungen und Schuldgefühle dabei auf.

Ruediger Dahlke beschreibt in seinem Buch „Das Schattenprinzip“, wie wir Bewusstheit in die zwölf Zimmer der Urprinzipien lenken können. Dabei geht er davon aus, dass alles Unbewusste zum Schatten gehört und dass in diesem sowohl Schwächen als auch Stärken verborgen sein können. Im ersten Raum des Aufbruchs und der Aggression wohnen laut Dahlke die Stärken und Aufgaben der Tatkraft, Durchsetzungskraft, Willenstärke, Zivilcourage ebenso wie die Schwächen des Zorns, des Egoismus, der Wut und Rücksichtslosigkeit. Jeder Schwäche steht demnach ein Lichtaspekt gegenüber. Bin ich beispielsweise ein Angeber, kann ich auch den Ton angeben und bin in der Lage, Führungsaufgaben zu bewältigen; als Besserwisser verfüge ich auf meiner anderen Seite über Wissen und Erfahrung, die ich mit anderen Menschen teilen kann. Wenn ich ein Provokateur bin, kann ich anderen mit dieser Eigenschaft helfen, über sich selbst nachzudenken und Unbewusstes von sich ans Licht zu bringen; als Witzbold wiederum bin ich in der Lage, Leichtigkeit und Abwechslung in das Leben anderer Menschen zu bringen. Es lohnt sich, die Anteile unserer Persönlichkeit anzunehmen, die uns und anderen bisher Schwierigkeiten bereitet haben. Wir können lernen, diesen Eigenschaften mit Achtsamkeit und Mitgefühl zu begegnen und ihr Potenzial durch die Transformation zu nutzen. Was wir am schwersten akzeptieren, dem sollten wir besondere Beachtung schenken.

Reflexion über Lichtaspekte

Formulieren Sie nun, damit die Auflistung Ihrer Schwächen nicht einseitig bleibt, den jeweiligen Lichtaspekt dazu, also wie Ihre Schwächen in Stärken umzuwandeln sind. Wenn Sie sich auf Ihre Stärken ausrichten, werden diese wachsen und Ihre Schwächen werden sich automatisch verringern. Dort, wo Sie Ihre Aufmerksamkeit hinlenken, fließt die Energie.

- Welche Lichtaspekte befinden sich in den Anteilen, die ich als meine Schwächen ansehe?
- Wie fühle ich mich, wenn ich meine Schwächen auch als Stärken erkenne?
- Kann ich die Erleichterung des Akzeptierens und die heilsame Kraft der Vergebung spüren?

Wenn wir Akzeptanz und Vergebung auch bei anderen Menschen praktizieren, sind wir toleranter, offener und weniger bewertend. Darüber freuen sich die anderen, und Sie selbst schenken sich Entspanntheit und Frieden. Akzeptanz und Vergebung befreien Sie und vereinfachen Ihr Leben. Sie verwandeln Ihre

Schatten in Licht. Akzeptieren Sie zuerst und handeln Sie dann. Akzeptieren Sie, was gerade geschieht, als hätten Sie es genauso gewählt. Seien Sie in und mit dem Moment und leisten Sie keinen Widerstand. Das wird Ihr Leben wunderbar verändern.

Selbstreflexion und Klarheit

Schauen Sie zurück und lernen Sie von den Erfahrungen.
Schauen Sie nach vorn und sehen Sie die Hoffnung.
Schauen Sie sich um und sehen Sie die Realität.
Schauen Sie in sich und finden Sie den Meister in Ihnen.

Die Welt ist ein Spiegel Ihres Bewusstseins; in ihr können Sie erkennen, wer Sie sind. Mit der Frage „Wer bin ich?" schaffen Sie eine Voraussetzung, um Klarheit darüber zu bekommen, wer Sie wirklich sind. Durch die Reflexionsfragen in diesem Buch ist Ihnen sicher manches schon klarer geworden. Je deutlicher Sie die Hindernisse auf dem Weg zu Ihrer Ganzheit sehen, desto weniger werden Sie über sie stolpern. Und je bewusster Sie sich Ihrer Stärken sind, desto weiter werden Sie sie entfalten und ausbauen. Durch Selbstreflexion gewinnen wir Verständnis für uns und andere. Sie fördert unsere geistige Entwicklung und befreit uns von der Ich-Anhaftung.

Alles, was wir wahrnehmen, ist eine Spiegelung unseres Bewusstseins. Es gibt verschiedene Formen der Spiegelungen. Wenn mehrere Menschen einen anderen Menschen oder einen Gegenstand betrachten, werden ihnen unterschiedliche Dinge auffallen. Um klar zu sehen, so klar, wie es uns individuell möglich ist, ist die Verbindung zum inneren Meister notwendig, der still und unbewegt in uns ruht. Solange der Geist durch viele Gedanken unruhig und von Störgefühlen getrübt ist, ist es unmöglich für uns, klar zu sehen. Unsere Wahrnehmung wird so verzerrt sein wie ein verwackeltes Foto. Indem wir bewerten und projizieren, verdunkeln und verwirren wir unsere Wahrnehmung. In diesem Zustand der Unbewusstheit können wir uns verlieren, bis wir gar nicht mehr bemerken, dass und wie sehr wir unsere Position verteidigen. Auf andere wirken wir gereizt, und unsere Reaktion erscheint unangemessen.

Eine mögliche Ursache für Unbewusstheit können traumatische Erfahrungen sein. Davon gibt es zahlreiche Formen. So können Missbrauch, Gewalt, Verlust eines nahestehenden Menschen, Katastrophen oder schwere Krankheit unsere klare, objektive Wahrnehmung beeinträchtigen. Auch Menschen, die in ihrer vorgeburtlichen Phase traumatische Erfahrungen ihrer Mutter miterlebt haben, leiden oft an einem beeinträchtigten Urvertrauen. Sie haben mit Überlebens- und Existenzängsten zu kämpfen und sehen überall Gefahr. Tiefer gehende Therapien, wie Reinkarnations- und Regressionstherapie und systemische Therapie, sowie Selbsthypnose oder Yogameditation helfen dabei, solche traumatischen Erfahrungen zu heilen.

Exkurs:
Einfluss der Meditation und Yogapraxis auf das Gehirn

Gemäß aktuellen Erkenntnissen der Hirnforschung sind die verschiedenen Hirnbereiche für unterschiedliche Aufgaben zuständig. Wenn wir beispielsweise schon bei der kleinsten Gefahr die Schultern hochziehen, um die Halsschlagader zu schützen, reagieren wir dabei aus dem Reptilienhirn heraus, das etwa 250 Millionen Jahre alt ist. Das limbische System, ca. 100 Millionen Jahre alt, reagiert bereits flexibler auf Reize wie Angst und Aggression und löst alternativ Kampf- oder Fluchtreflexe aus. Das Großhirn und schließlich das Frontalhirn sind jeweils jünger und verfügen über differenziertere Fähigkeiten. Daniel Siegel, Professor für Psychiatrie an der UCLA School of Medicine in

Los Angeles, USA, definiert in seinem Buch „Das achtsame Gehirn“ neun Funktionen des Frontalhirns:

- Selbstregulation
- Bewusste nonverbale Kommunikation
- Gefühlsregulation
- Reaktionsflexibilität
- Einsicht und Gabe zur Selbstbeobachtung
- Empathie
- Angst- und Traumabewältigung
- Intuition
- Ethisches und ganzheitliches Bewusstsein

Laut Siegel sind es nicht nur die Gene, sondern insbesondere unsere frühkindlichen Prägungen, die die Entwicklung der Funktionen im Frontalhirn beeinflussen. Deshalb kann es zum Beispiel für werdende Mütter sehr wertvoll sein, während der Schwangerschaft einen Meditationskurs zu besuchen oder allein für sich zu meditieren. In Asien gibt es viele Frauen, die dies praktizieren. Als Yogalehrer habe ich erfahren, dass intensive Yogapraxis für die Mutter und auch für das Baby viele positive Wirkungen haben kann. Auch Schwangerschaftsyoga wird immer populärer, und damit möchte ich nicht nur die werdenden Mütter, sondern auch die Väter ansprechen.

Alle von mir hier vorgestellten Meditationen können die Aktivitäten des Frontalhirns, der Schaltstelle für die Koordination aller Hirnbereiche, stimulieren. Damit leuchtet ein, weshalb Meditation so wertvoll für unser Gehirn ist. Im Teil 2 habe ich bereits dargelegt, dass in wissenschaftlichen Untersuchungen Veränderungen in verschiedenen Hirnbereichen durch Meditation nachgewiesen werden konnten. Wie verschiedene Studien aus der aktuellen Hirnforschung belegen, sind die Voraussetzungen für spirituelle Erfahrungen in unserem System bereits angelegt. Diese Erkenntnis stimmt mit der Aussage des Buddha überein, dass jeder Mensch das Potenzial zur Erleuchtung, die sogenannte Buddhanatur, bereits in sich hat. Das Potenzial, der Meister in Ihnen, ist also schon vorhanden und bereit, entdeckt zu werden. Durch Reflexionsübungen und Meditation stimulieren wir den Bereich der Stirnlappen und verbessern so die Hirnfunktion. Neue Verbindungen und Vernetzungen im Hirn werden geschaffen.

Auch die abwechslungsreichen Körperübungen des Yoga können das Hirn positiv beeinflussen. Dies konnte ich selbst schon bei mir und meinen zahlreichen Yogaschülern feststellen. Auch die Yogaatemübungen wirken auf die Gehirnfunktion. Bei Müdigkeit, Nervosität, Unruhe, Ängstlichkeit und Konzentrationsschwierigkeiten können bereits fünf bis zehn Minuten einfacher Atemübungen helfen, die Symptome zu lindern oder gar ganz aufzulösen. Es gibt inzwischen Erkenntnisse, dass sich sogar Alzheimersymptome durch eine regelmäßige Yogapraxis reduzieren lassen. Nicht umsonst heißt es im Yoga, ebenso wie im Qigong und anderen Methoden zur Atementspannung: „Ein ruhiger Atem schenkt einen ruhigen Geist.“ Der lange Atem schenkt uns zusätzlichen Sauerstoff und regt das Gehirn an. Wer einen langen Atem hat, erhöht seine Chancen auf ein langes Leben.

Ohne Selbstreflexion laufen wir Gefahr, die gleichen Muster zu wiederholen und so zu stagnieren. Ist Ihnen schon aufgefallen, dass Ihnen das Leben immer wieder ähnliche Themen, Situationen, Beziehungen schenkt, um Sie etwas zu lehren? Wie Schulaufgaben, die Sie noch nicht richtig gelöst haben, dürfen Sie Ihre Lebensaufgaben wiederholen, bis Sie sie gelöst haben. Deshalb ist es wichtig, sich regelmäßig Zeit zur Reflexion zu nehmen, um sich unbewusste Muster bewusst zu machen, die von Ihrem Unterbewusstsein gesteuert werden. Situationen und Menschen spiegeln Ihnen etwas wider. Durch vertiefte Reflexion lernen Sie zu unterscheiden, was eine Projektion von Ihnen ist und was tatsächlich von außen kommt. Sie werden Ihre innere Haltung und Ihre Überzeugungen bewusster wahrnehmen und positiv verändern. Wenn ich zum Beispiel merke, dass mir jemand ablehnend begegnet, spüre ich mich in die Situation ein und schaue, was dies mit mir zu tun hat. Sehe ich die Situation klar, verhalte ich mich dementsprechend. Entweder reflektiere ich meine eigene Rolle darin oder ich grenze mich mit liebevoller Klarheit ab und schütze meine Würde, wenn jemand seine Unzufriedenheit und seinen Ärger an mir abreagieren möchte.

Menschen, die in Opferbewusstsein oder Selbstmitleid leben, neigen dazu, solche Emotionen von anderen anzunehmen und daran zu leiden. Menschen mit hohem Egobewusstsein fällt es dagegen leicht, Dinge von sich zu weisen und die Ursache für Missstände vorrangig bei anderen zu suchen. Haben Sie schon beobachtet, dass Menschen, die gerne andere kritisieren, Mühe haben, wenn sie selbst eine kritische Rückmeldung bekommen?

Mangelnde Selbstreflexion liegt auch dem bei uns weitverbreiteten Perfektionsanspruch zugrunde. Die zwanghafte Vorstellung, alles müsse perfekt sein, lässt vielen Menschen keine Ruhe und fördert ihre dauernde Anspannung und Unzufriedenheit. Das Gefühl, nicht gut genug zu sein, mangelndes Selbstvertrauen und die Angst vor Ablehnung sind oft die Ursachen für solche überhöhten Ansprüche. Vielen Betroffenen ist dieser Hintergrund nicht bewusst. Sie setzten sich ständig unter Leistungsdruck und projizieren diesen dann nach außen, indem sie ihre Umwelt für den Druck verantwortlich machen, der auf ihnen lastet. Und sie setzen selbst ihre Umwelt unter Druck, damit diese ihren Ansprüchen gerecht wird. Wenn Sie aber in Ihrer Mitte ruhen, kann Sie niemand mit seinen Perfektionsansprüchen belasten. Stattdessen prüfen Sie entspannt und offen, was Sie aus Kritik und Erwartungshaltungen für sich schließen können.

Für mich ist es sehr wertvoll, wenn Menschen mir konstruktive Kritik mitteilen und mir Möglichkeiten aufzeigen, wie ich mich verbessern könnte. Wir können sowohl von Freunden als auch von uns nicht so wohlgesonnenen Menschen interessante Aspekte gespiegelt bekommen, wenn wir für diese offen sind. Wenn Sie Ihre Freunde fragen, was sie an Ihnen als störend und verbesserungsfähig empfinden, schenken Sie sich die Möglichkeit, sich besser kennenzulernen und Ihr Potenzial zu erkennen. Dazu braucht es Mut, weil das Ego sich schnell bedroht fühlt, wenn es infrage gestellt wird.

Reflexion zur Klärung Ihrer momentanen Situation

Lassen Sie sich in diesem Zusammenhang auf einige Reflexionen ein, um Klarheit zu erlangen. Wenn Sie Ihre Antworten notieren und die Übung in ein paar Wochen wiederholen, erkennen Sie, ob Sie Ihr Leben positiv verändern konnten. Falls Sie keine Veränderungen sehen, sind Sie noch gefangen in Ihren Gewohnheiten und können es erneut versuchen.

- Welche Beziehung habe ich zu meinem Körper?
- Welche Meinung habe ich über mich selbst?
- Welchen Themen begegne ich auf meiner beruflichen Laufbahn?
- Welche Erkenntnisse ziehe ich daraus?
- Welche Beziehungen ziehe ich an?
- Was sage diese Beziehungen über mich aus?
- Welche Themen beschäftigen mich in meiner Partnerschaft?
- Falls ich alleine lebe: Weshalb ist dies so?
- Welche gesundheitlichen Störungen (Krankheiten, Unfälle) habe ich schon erlebt?

- Was könnte die Ursache dieser Störungen sein?
- Wie erfolgreich bin ich in meinem Leben?
- Welche Muster hindern mich daran, erfolgreich zu sein?
- Wie könnte ich erfolgreicher sein?
- Welche Schwächen möchte ich verändern?
- Welche Stärken möchte ich mehr nutzen?
- Wie viel Zeit schenke ich mir für meine Gesundheit und meine spirituelle Entwicklung?
- Was beschäftigt mich zurzeit am meisten?

Erst, wenn wir durch bewusstes Erkennen geistig klar sind, können wir im Frontalhirn Entscheidungen fällen und Inspiration erhalten. Wer nicht bewusst ist, hat keine freie Wahl. Er wird durch alte Gewohnheiten und Störgefühle fremdbestimmt, vor allem durch Angst. Wer sich nicht entscheiden kann, überlässt anderen die Entscheidung. Zahlreiche Menschen ziehen einen Partner an, der ihrem Vater oder ihrer Mutter ähnelt – aus purer Gewohnheit. Wer es gewohnt ist, ein Opfer zu sein, wird sich immer wieder Situationen kreieren, um diese Haltung zu bestätigen. Ebenso schafft sich jemand, der gewohnt ist, erfolgreich zu sein, Situationen, die seinen Erfolg bestätigen. Wir spiegeln uns ständig in jeder Situation.

Wie oft tun Sie Dinge, obwohl Sie wissen, dass sie Ihnen und anderen Schaden zufügen? Dies zu sehen und trotzdem nicht danach zu handeln, ist ein Symptom dafür, dass Sie fremdgesteuert sind. Im gestressten Zustand sind wir nicht in der Lage, bewusst zu handeln. Deshalb ist Entspannung wesentlich für bewusstes Handeln. Wenn wir lernen, ständig in den imaginären Spiegel der Bewusstheit zu schauen und uns selbst zu reflektieren, sind wir im Prozess der Klärung des Geistes. Je klarer unser Geist ist, desto klarer werden unsere Handlungen und Resultate sein.

Übung für Klarheit

- Legen Sie sich auf den Rücken und machen Sie es sich bequem. Bei Nackenverspannungen legen Sie sich am besten eine Decke oder ein Kissen unter den Hinterkopf. Falls Sie im unteren Rücken verspannt sind, ist es sinnvoll, die Füße nahe am Becken auf dem Boden aufzustellen. Schließen Sie Ihre Augen.

- Lenken Sie die Aufmerksamkeit auf den Bauch und atmen Sie bewusst tiefer und langsamer. Beobachten Sie dabei die Bewegung Ihrer Bauchdecke. Bleiben Sie einige Minuten bei dieser Übung und richten Sie Ihre Aufmerksamkeit immer wieder auf die Bauchatmung. Sammeln und entspannen Sie den Geist durch das bewusste Atmen.

- Fragen Sie sich nun im Geist, ob es etwas gibt, worüber Sie reflektieren möchten. Nehmen Sie den ersten Gedanken auf, der Ihnen kommt, und suchen Sie nicht im Entfernten. Das, was ansteht, steht meistens direkt vor Ihnen. Widmen Sie sich nun diesem Thema, das zuerst aufgetaucht ist, und betrachten Sie alle Gedanken, Gefühle und Bilder, die dazu auftauchen. Betrachten Sie alles mit einer gewissen Distanz, so als würden Sie auf eine Leinwand schauen.

- Fragen Sie sich nun, welche Qualitäten in Ihrem Leben gerade wichtig und für Sie hilfreich sind. Wenn weitere Fragen auftauchen, betrachten Sie auch diese und erlauschen Sie Antwort. Falls Sie keine Antwort erhalten, kehren Sie mit Ihrer Aufmerksamkeit zum Atem zurück und bleiben einige Atemzüge dabei, bis Sie die Frage erneut zu stellen bereit sind. Manchmal braucht es Zeit, um in die Tiefe zu gehen. In den meisten Fällen können Sie die Antworten in sich selbst finden. Ihre innere Weisheit, Ihr innerer Meister kann Ihnen alles offenbaren. „Sei dir selbst ein Licht", war eine der Hauptbotschaften des Buddha. Falls Sie jedoch im Moment keine Antwort finden, braucht es möglicherweise mehr Zeit. Führen Sie die Übung später deshalb nochmals durch. Falls Sie aber selbst dann keine Antwort finden, liegt darin die Botschaft, Hilfe und Unterstützung von anderen anzunehmen.

Auch diese Übung habe ich bereits mit zahlreichen Menschen durchgeführt und dabei erstaunliche Antworten und Erkenntnisse gehört. Viele Menschen haben durch diese Übung tiefe Einsichten erhalten. Andere konnten schmerzliche Erfahrungen und tiefe Verletzungen loslassen, indem sie bewusster im Jetzt angekommen sind. Einheit bringt Einsicht, und alle Antworten sind bereits in uns vorhanden. Diese Erfahrungen haben mein Vertrauen in den Meister in mir gestärkt.

Durch Reflexion säubern wir unseren Geist, so wie ein verschmutzter See durch frisches Regenwasser gereinigt wird. Indem wir uns klären, helfen wir auch den anderen, Klarheit zu gewinnen. Wenn wir hinschauen und reflektieren, beeinflussen wir sowohl uns selbst als auch andere positiv. Eine indische Freundin fragte mich einmal, weshalb wir in der Schweiz so viel Zeit für die Hausreinigung verwenden, aber so wenig Zeit in die Reinigung unseres Geistes investieren. Ja, weshalb ist das so? Haben Sie eine Antwort darauf? Was sagt Ihnen die Antwort über sich selbst? Und wie können wir die verschmutzte Welt reinigen? Ich denke, indem jeder vor seiner eigenen Tür kehrt. Ich wünsche Ihnen Freude beim Aufräumen!

Selbstheilung und Zufriedenheit

Zufriedenheit ist die Erkenntnis,
dass ich alles habe, um zufrieden zu sein.

So wie jeder Mensch das Potenzial besitzt, sich selbst zu erkennen, kann er sich auch selbst heilen. Diese Selbstheilungskräfte können wir durch viele Impulse und die eigene innere Einstellung aktivieren. Die Fähigkeiten des menschlichen Körpers, sowohl äußere als auch innere Verletzungen und Krankheiten ohne medizinische Hilfe zu überwinden, sind großartig. Selbst schwere Krankheiten wie Krebs konnten schon durch aktivierte Selbstheilungskräfte besiegt werden.

Der Begriff Homöostase kommt aus dem Griechischen und bedeutet wörtlich „Gleichstand". Gemeint ist damit die Aufrechterhaltung eines Gleichgewichtszustandes in einem offenen, dynamischen System, das intern geregelt wird. Bildlicher gesprochen können wir Homöostase als die innere Heilerin bezeichnen, wobei wir beachten sollten, dass diese hauptsächlich vorbeugend tätig wird, also dafür sorgt, dass Krankheit nicht entsteht, und sich im Krankheitsfall bemüht, das Gleichgewicht wiederzuerlangen.

In meiner Arbeit als Yogatherapeut durfte ich viele Menschen durch ihren Selbstheilungsprozess begleiten, und es ist mir ein großes Anliegen, Menschen in ihrem Vertrauen in die eigenen Selbstheilungskräfte zu unterstützen. Ich selbst litt seit meiner Kindheit unter starkem Heuschnupfen, den ich trotz gesunder Lebensweise und intensiver Yogapraxis nicht vollständig heilen konnte. Erst nach einer dreiwöchigen Fastenkur und anschließender Umstellung auf Rohkosternährung habe ich diese Immunfehlfunktion überwunden. Solange im Darm zu viele Schlacken, Pilze und Parasiten hausen, ist es schwierig für die Selbstheilungskräfte, optimale Arbeit zu leisten. Da in unserem Körper viele Krebszellen leben, ist es wichtig, ein gesundes Abwehrsystem zu haben, damit diese Zellen nicht zu dominant werden und beginnen, uns zu schaden. Dass bei vielen Menschen die Selbstheilungskräfte geschwächt sind, wird an den zunehmenden Allergien und Immunkrankheiten deutlich.

Es gibt viele Formen, die Selbstheilungskräfte zu stärken und zu unterstützen. Wesentliche Faktoren zur Selbstheilung sind unsere geistige Verfassung und innere Einstellung zum Leben. Wenn wir die Ursache eines Symptoms nicht an der Wurzel angehen, leistet auch die Naturheilkunde – wie die Allopathie – nur eine Symptombekämpfung mit unterschiedlichem Erfolg. Der erste Schritt zur Heilung besteht darin, dass wir die Krankheit akzeptieren. Dann können wir eine Anamnese aufnehmen lassen und feststellen, welche Ursachen dafür verantwortlich sein könnten. Viele Menschen wollen an dieser Stelle nicht hinschauen, da sie dann mit ihrem eigenen Verhalten konfrontiert würden, und bevorzugen eine „Anti-Tablette", wie zum Beispiel ein Antibiotikum oder Antidepressivum. Sie geben sich damit zufrieden, solange die Symptome gelindert werden. Dass solche Medikamente kurz- und langfristig schaden, wissen sie, verdrängen es aber gerne. Dabei können in einer differenzierten, ganzheitlichen Betrachtung und Anamnese die möglichen Ursachen, die zu dem Ungleichgewicht geführt haben, nicht nur festgestellt, sondern auch geeignete Heilungsschritte empfohlen werden.

Eine einseitige, starre Sicht auf Krankheitsursachen ist in der Schulmedizin weit verbreitet und versperrt oft die Einsicht in die Wahl verschiedener Mittel, um die Selbstheilungskräfte optimal zu aktivieren. Nach meiner therapeutischen Erfahrung sind es oft mehrere Methoden, die sich positiv ergänzen, die zu einer Selbstheilung führen; denn es bedarf oft Veränderungen in verschiedenen Bereichen, um das Gleichgewicht wiederzufinden.

Damit gelangen wir zum wichtigsten Punkt in Zusammenhang mit der Selbstheilung: zur eigenen Bereitschaft zu Heilung und Gesundheit. Unbewusst und teilweise sogar bewusst wollen viele Menschen nicht geheilt werden und gesund sein. Die Krankheit stellt dann eine Alternative dar zu einem Weg, den sie nicht gehen wollen. Außerdem bekommen sie durch die Krankheit Aufmerksamkeit, Zuwendung und das Mitleid anderer, das ihr eigenes Selbstmitleid bestätigt. Menschen, die in einer Opferhaltung leben, sind anfällig für Krankheiten und oft nicht bereit, sich zu verändern und die Verantwortung für ihr Leben zu übernehmen. Selbstheilung ist jedoch nur möglich, wenn Sie dazu bereit sind und die Verantwortung für Ihre Gesundheit in die eigenen Hände nehmen. Natürlich darf Ihnen dabei die Unterstützung von Ärzten, Therapeuten und Freunden helfen. Im Grunde genommen ist es aber immer die Ihnen innewohnende Heilkraft, die Sie heilt. Auch ein Wunderheiler besitzt lediglich die Fähigkeit, Ihre Heilkraft auf optimale Weise anzuregen, so wie ein talentierter Trainer aus seinem Team das Beste herausholt.

Reflexion über Selbstheilung

Wenn Sie an einer gesundheitlichen Störung oder Krankheit leiden, ist es wichtig, sich über die möglichen Ursachen und Ihre innere Haltung dazu klar zu werden. Einige Fragen, die Ihre Selbstheilung unterstützen können, lauten:

- Was möchte der Körper mir durch die Krankheit mitteilen?

- Welche Ursachen könnten für die Krankheit verantwortlich sein?
- Welche geistige Haltung verstärkt meine Krankheit?
- Welche Mittel und Methoden können mich bei meiner Heilung unterstützen?
- Bin ich bereit für eine Heilung?
- Was kann ich selbst dazu beitragen?
- Welche geistigen Qualitäten braucht es, um die Heilung zu fördern?
- Welche Methoden helfen mir, diese geistigen Qualitäten zu fördern?
- Habe ich Vertrauen in meine Selbstheilungskräfte?
- Gibt es Menschen, die mich unterstützen können in meiner Heilung?

Die in diesem Teil bereits beschriebenen Schlüssel zur Meisterschaft im Leben – Selbstakzeptanz und Vergebung und Selbstreflexion und Klarheit – sind maßgeblich für eine ganzheitliche, umfassende Heilung Ihres Körpers und Geistes. Sie können Ihnen helfen, die Ursachen der Krankheit zu erkennen, und Wege aufzeigen, die Ihre Heilung positiv unterstützen.

Da mittlerweile auch die Schulmedizin anerkennt, dass die Psyche bei einer Krankheit und beim Heilungsprozess eine große Rolle spielt, haben Entspannungstechniken und Meditation an Bedeutung gewonnen. Ich bin überzeugt, dass sich die Schulmedizin den alternativen Formen der Naturheilkunde und dem Yoga auch noch weiter öffnen wird. In der Yogatherapie sehe ich eine große Zukunft. Einige Ärzte schicken mir bereits regelmäßig Patienten, denen ich durch Yogatherapie helfen kann, sich mit ihren Selbstheilungskräften zu verbinden. Wie wissenschaftliche Studien zum Placeboeffekt gezeigt haben, kann etwas, das jenseits von Wirkstoffen liegt, eine große Rolle bei der Heilung von Krankheiten spielen, nämlich eben diese Aktivierung der Selbstheilungskräfte. Placebos, also Tabletten ohne Wirkstoffe, werden von Ärzten verabreicht, ohne dass der Patient über den fehlenden Wirkinhalt aufgeklärt wurde. Dennoch erzielen Placebos, wie „richtige" Tabletten, gute Heilwirkungen. In Experimenten wurde die Bedeutung der Erwartungshaltung von Patienten nachgewiesen. Als beispielsweise ein Arzt im weißen Kittel das Schmerzmittel Morphium spritzte, wirkte dies wesentlich effektiver als im Vergleichsfall, bei dem die gleiche Menge Morphium von einem Roboter verabreicht wurde. Wenn wir also glauben, etwas wirke, unterstützt dies die Selbstheilung.

Glauben, Vertrauen, Zuversicht und die Bereitschaft, Verantwortung für die Heilung zu übernehmen, sind wesentliche Qualitäten, welche die Selbstheilung unterstützen. Ich persönlich vertraue den Ärzten und Therapeuten am meisten, die selbst gesund aussehen. Als ich zum Beispiel nach zwei Jahren Rohkosternährung meine Blutwerte untersuchen ließ, meinte mein Arzt, ich hätte gute Blutwerte mit Ausnahme einer versteckten Infektion, die man aber mit einer Behandlung bekämpfen könne, welche künstliches Fieber erzeugt. Da ich mich so kerngesund fühlte wie nie zuvor, schickte ich den Blutbericht vier Freunden von mir, die ebenfalls schulmedizinisch ausgebildete Ärzte sind. Die Meinung war einstimmig: Meine Blutwerte seien gut, und ich benötigte keinerlei weitere Behandlung. Bei jedem Menschen könne man versteckte Infekte oder sonstige Antiviren feststellen, erklärte man mir. Das Vertrauen in meinen Körper und meine Körperwahrnehmung hat mir so kostspielige Blutwertuntersuchungen in speziellen Labors und teure Behandlungen mit Geräten erspart.

Bei jeder Krankheit können Stress, Angst und Unsicherheit den Körper und die Abwehrkräfte zusätzlich schwächen und die Heilung behindern. Leider gibt es nicht wenige Ärzte und Therapeuten, die Patienten durch Einschüchterung und Projektion ihrer eigenen Ängste negativ beeinflussen, indem sie Verunsicherung und Verzweiflung stiften. Mir ist rätselhaft, wie zum Beispiel Ärzte voraussagen wollen, wie lange ein Patient noch am Leben bleiben werde. Ich habe, wie Sie vermutlich auch, schon viele Menschen kennengelernt, die gemäß ärztlicher Diagnose gar nicht mehr leben dürften. Natürlich gibt es ebenfalls Ärzte und Therapeuten, die nach Kräften Ihr Vertrauen in Ihre Selbstheilungskräfte stärken.

Da der Geist eine wesentliche Rolle im Heilungsprozess spielt, sollten wir folgende Qualitäten in uns fördern: Vertrauen, Zuversicht, Offenheit, Zufriedenheit und liebevollen, achtsamen Umgang mit uns selbst. Sie können wahre Wunderheilungen hervorbringen. Jede Krankheit ist eine Einladung, genauer bei uns selbst hinzuschauen. Sie ermöglicht uns, den Weg zu uns selbst zu finden. Unsere Gesundheit und auch die Heilung unserer selbst liegen in unserer Verantwortung. Wenn wir wieder lernen, die Botschaften und Aufgaben des Lebens zu verstehen, können wir unser Denken und Handeln daran ausrichten und insgesamt positiv verändern. In diesem Sinne schenkt uns jede Krankheit eine Chance, das Gleichgewicht wiederzufinden, das wir offensichtlich verloren haben. Die Krankheit kann uns dazu bringen, in Kontakt mit dem Meister in uns zu gehen und Einheit zu erfahren. Schon viele Menschen sind erst durch die Erfahrung einer schweren Krankheit aufgewacht und erlebten dadurch eine tiefe Veränderung ihres Lebens. Solche Menschen können uns helfen herauszufinden, was uns fehlt zur Harmonie.

Unzufriedenheit ist einer der Hauptgründe, weshalb sich Menschen in allen möglichen Süchten und destruktiven Handlungen verlieren. Diese fördern wiederum die Gedankenlosigkeit und Gleichgültigkeit dem Leben gegenüber. Unzufriedenheit zeigt uns, dass uns etwas fehlt. Die Krankheit als Symptom offenbart diesen Mangel. Es lohnt sich herauszufinden, weswegen wir unzufrieden sind und wie wir Zufriedenheit zurückerlangen können. Wahre Zufriedenheit hat nichts mit äußeren Dingen und Besitz zu tun. Sie ist ein Gefühl des In-sich-Ruhens und der Dankbarkeit gegenüber dem Leben. Je bewusster wir sind, desto zufriedener sind wir. Je unbewusster wir dagegen sind, desto unzufriedener fühlen wir uns. Wer unzufrieden ist, lässt dies gerne an anderen aus. Seien Sie also nicht erstaunt, wenn Menschen Dinge an Ihnen finden, die sie stören und aufregen und deretwegen sie herumnörgeln. Sie haben scheinbar keine andere Wahl, weil ihnen ihr eigener Anteil dabei noch nicht ins Bewusstsein gekommen ist. Erkennen Sie also bei sich selbst, wenn sich Unzufriedenheit bemerkbar macht, und schauen Sie, was Ihnen fehlt, um wieder zufrieden zu werden. Wer sich und seinen Körper lange vernachlässigt hat, bekommt durch eine Krankheit die Chance, liebevoller und achtsamer mit sich umzugehen. Nutzen wir also die Chancen, die uns Krankheiten bieten, als Weg zur Heilung und Bewusstwerdung!

Übung zur Selbstheilung

- Legen Sie sich auf den Rücken und machen Sie es sich bequem. Bei Nackenverspannungen legen Sie sich am besten eine Decke unter den Hinterkopf. Bei Verspannungen im unteren Rücken stellen Sie die Füße hüftbreit nahe dem Becken auf den Boden.

- Beginnen Sie nun, tief und bewusst zu atmen, um Ihren Körper bewusst zu entspannen. Lassen Sie sich einige Minuten Zeit, sich auf das tiefe Atmen zu konzentrieren.

- Nehmen Sie nun den Körperbereich wahr, der sich am verspanntesten anfühlt. Bleiben Sie dort mit Ihrer Achtsamkeit und lenken Sie nun den Atem in diesen Bereich. Sobald Sie merken, dass sich ein anderer Punkt im Körper verspannt anfühlt, lenken Sie die Aufmerksamkeit auf diesen Punkt. Bleiben Sie einige Minuten in dieser Übung und lösen Sie dadurch tief sitzende Verspannungen.

- Lenken Sie Ihre Aufmerksamkeit dann auf die Gefühle und Gedanken, die Sie gerade wahrnehmen. Nehmen Sie sie einfach zur Kenntnis, ohne sich weiter damit zu beschäftigen. Bleiben Sie einige Momente in dieser Beobachtung und fragen Sie sich dann, was Sie für Ihre Heilung brauchen. Nehmen Sie bewusst wahr, was Ihnen fehlt, um gesund zu sein. Bleiben Sie einige Minuten bei dieser Frage und finden Sie heraus, was Sie brauchen, um wieder ins Gleichgewicht zu kommen. Dabei erfahren Sie auch, welche Schritte Sie selbst zu Ihrer Heilung beitragen können. Werden Sie sich der inneren Heilerin bewusst und vertrauen Sie ihr.
- Schließen Sie diese Übung nun mit ein paar Atemzügen ab und erinnern Sie sich daran, was Sie in Ihrem Leben brauchen und was Sie sich wünschen.

Selbsterkenntnis und Hingabe

Bewusstheit ist die vollständige und bedingungslose Hingabe
an das, was ist, ohne Rationalisierung,
ohne die Trennung zwischen Beobachter und Beobachtetem.

JIDDU KRISHNAMURTI

Gier nach einem Ergebnis verhindert das Erblühen
der Selbsterkenntnis. Die Suche an sich ist Hingabe,
sie selbst ist die Inspiration.

JIDDU KRISHNAMURTI

Der schon seit der griechischen Antike oft verwendete Spruch „Erkenne dich selbst!" ist eine Aufforderung, die uns in allen spirituellen Traditionen begegnet. Sie weist darauf hin zu erkennen, wer wir wirklich sind. Nicht zu wissen, wer wir sind, verwirrt uns und führt in leidvolle Identifikationen. Wir haben zwar einen Körper, einen Verstand, Gefühle und ein Ich, ahnen aber gleichzeitig, dass wir all das nicht wirklich sind. Unsere Essenz ist reines Bewusstsein jenseits von Polarität, jenseits von Geburt und Tod. Wir sind Teil des unsterblichen Seins, welches das ganze Universum miteinander verbindet. Jegliches Gefühl von Trennung ist eine Illusion des Verstandes. Alles ist miteinander verbunden und somit eins. Zu erkennen, nicht nur zu wissen, wer wir wirklich sind, erfordert allerdings einen kristallklaren Geist.

Wenn wir in dieser erkennenden Verbindung sind, sind wir reines Bewusstsein. In diesem Bewusstsein gibt es kein Leiden. Je mehr wir in diesem Bewusstsein ankommen, desto einfacher wird uns die Meisterschaft des Lebens gelingen. Sie werden dann ein Meister Ihres Glücks werden. Sie werden den Veränderungen des Lebens gegenüber offen sein, sich ihnen mit Leichtigkeit anpassen und dementsprechend handeln. Sie werden gegenwärtig sein, ganz im Hier und Jetzt, in diesem Augenblick. Frei von Erwartungen werden Sie das Wesentliche tun und sich nicht mehr erschöpfen auf der ständigen Suche nach Erfüllung, wenn Sie sich Ihrer wahren Natur bewusst sind. Sie werden Ihr Schicksal verändern können; denn Bewusstheit schenkt Ihnen die Freiheit der Wahl, und Sie können wählen, was Ihnen wirklich gut tut. Wenn Sie tief in sich ruhen, lösen sich alle Fragen von selbst auf und Sie erfahren: Es ist so, wie es ist. Ich bin, der ich bin. Das bin ich.

Das Leben lehrt und prüft uns ständig. Es schickt uns die gleichen Lektionen in neuem Gewand, bis wir sie verstehen und lösen können. Aus den Fehlern, die wir wiederholen, können wir lernen. Wenn uns nämlich etwas wieder und wieder begegnet, können wir sicher sein, dass wir noch im Dunkeln tappen, was die Lösung dieses Themas betrifft, und dass uns die Unbewusstheit im Griff hat. Sich selbst zu erkennen erfordert ständiges Gewahrsein. Durch Achtsamkeit gelingt es uns, nicht in die immer gleichen Egogeschichten einzusteigen. Sich persönlich angegriffen zu fühlen, weil jemand unfreundlich zu Ihnen ist und darauf negativ zu reagieren, ist zum Beispiel ein typisches Nichterkennen und Nichterinnern Ihrer wahren Natur. Es ist auch nicht nötig, anderen Ihre Meinung aufzuzwingen. Sie können diese einfach darlegen ohne den Zwang, dass der andere sie übernehmen müsste.

Unsere Lernaufgabe in der Hingabe

Jedes Buch, jede Begegnung und jede Meditation bietet uns an, etwas Neues zu erkennen. Die hingebungsvolle Ausführung einer

Tätigkeit, wie zum Beispiel Singen, ermöglicht uns, die Einheit von Stille, Leere, Klang und Raum zu erkennen. Durch Hingabe erkennen wir unsere Verbundenheit und Einheit mit dem Ganzen. In Indien gibt es den Weg des Bhakti-Yoga, auf dem sich die Menschen durch hingebungsvolle Rituale, Gebete und Mantras dem Göttlichen nähern. In ihrer hingebungsvollen Praxis realisieren die Menschen ihre Einheit mit Gott. Ebenso erkennt ein Christ oder ein Muslim im hingebungsvollen Gebet Gott, und einem Buddhisten ermöglicht hingebungsvolle Meditation, die leuchtende Natur des Geistes zu sehen. Jede Situation, jeder Mensch kann für Sie lehrreich sein, wenn Sie dabei die Lernaufgabe ihrer bzw. seiner Botschaft erkennen. So nehme ich zum Beispiel durch das Schreiben dieses Buches neue Erkenntnisse und Aspekte wahr, die ich vorher nicht so bewusst erkannt habe.

Alles ist Ansichtssache, und so kommt es darauf an, welche Sichtweise Sie haben. Sie können etwas vom Standpunkt des Ego aus anschauen oder von der Ebene der reinen Beobachtung aus. Wenn Sie erkennen, dass Jammern, Kritisieren und Werten Sie nicht weiterbringen, ist es Ihnen möglich, einfach wahrzunehmen, was ist, und sich darauf einzulassen. Sich dem hinzugeben, was ist, bringt große Erleichterung, weil jeglicher Widerstand und Kampf sich in der Hingabe auflösen. Energie, die darin gebunden war, wird frei. Das Ego fürchtet sich jedoch davor, weil es in dieser Hingabe eben hingegeben wird und damit keine Macht mehr ausüben kann. Deshalb reagieren viele Menschen so empfindlich, wenn Sie Ihnen zu nahe kommen. Die Angst des Ego, durchschaut und damit bedroht zu werden, ist ein Grund, weshalb sich Menschen hinter den Masken ihrer Persönlichkeit verbergen. Haben Sie schon bemerkt, in welchen Situationen Sie sich selbst ängstlich zurückziehen? Wenn Sie dies erkennen und sich eingestehen, werden Sie dabei Ihre Schwächen und für

Sie schwierige Themen erkennen. Ich wiederhole diesen wichtigen Satz: Wenn Ihnen bewusst wird, in welchen Situationen Sie Angst empfinden und sich deshalb zurückziehen oder auch zum Gegenangriff übergehen, schauen Sie Ihren Schwächen und Themen direkt ins Gesicht.

Durch Bewusstsein zum Licht

Das Ego freut sich, wenn es etwas nehmen kann, und der Meister in Ihnen, wenn er geben kann. Schenken ohne Erwartungen macht uns glücklich. Natürlich haben das Ego und der Verstand auch wichtige Funktionen; denn über sie identifizieren und differenzieren wir unsere Wahrnehmung. Es ist als Mensch wichtig, sich seines Namens, seines Geschlechts, seiner Herkunft bewusst zu sein. Der Verstand hilft uns zu analysieren und zu werten, was maßgeblich ist für unser Handeln. Je spielerischer Sie mit deinem Verstand umgehen, desto mehr Leichtigkeit werden Sie im Leben erfahren. Es geht also nicht darum, das Ego zu verleugnen, sondern einen Umgang mit ihm zu finden, der Bewusstheit den ersten Platz einräumt.

Schauen Sie einem Menschen einmal bewusst tief in die Augen und erkennen Sie in ihnen die Strahlkraft des reinen Bewusstseins. Dabei werden Sie bei vielen Erwachsenen Anzeichen von Verunsicherung hervorrufen, wenn sie Ihrem Blick standhalten sollen. Babys hingegen sind noch offen für diesen tiefen Einblick in ihr Inneres, das sich in den Augen offenbart. Leuchtende Augen deuten auf das reine Bewusstsein des Meisters in Ihnen hin. Erleuchtung ist, wenn er leuchtet. Im Dunkeln zu sein heißt, dass Bewusstsein abwesend ist. Angst ist die Abwesenheit von Liebe, so wie Dunkelheit die Abwesenheit von Licht ist.

Sie können sich in anderen Menschen erkennen, weil Sie vertraute Muster in ihnen sehen. In anderen Menschen können Sie auch ein Vorbild sehen, weil sie Ihnen Qualitäten zeigen, die Sie inspirieren und motivieren.

Um Selbsterkenntnis und Hingabe zu vertiefen, gibt es eine wirkungsvolle Übung, die daran erinnert, wer Sie und Ihr Gegenüber wirklich sind.

Übung zur Selbsterkenntnis und Hingabe

Für diese Übung benötigen Sie einen Partner. Alternativ können Sie ein Foto von einem Menschen, eine Skulptur oder ein Gemälde, das Sie inspiriert, als Gegenüber nehmen.

Setzen Sie sich in einer angenehme Sitzhaltung auf den Boden. Um die Wirbelsäule optimal aufzurichten, kann es hilfreich sein, dass Sie und Ihr Partner Sitzkissen verwenden. Lassen Sie sich in einem Abstand zueinander nieder, der beiden angenehm ist. Jetzt bestimmen Sie, wer sich zuerst im anderen erkennen möchte. Die eine Person schließt daraufhin die Augen, während die beobachtende Person meditativ jene Person wahrnimmt. Es geht dabei darum, als Beobachter die Einzigartigkeit und das göttliche Wesen im anderen zu sehen.

Bleiben Sie mehrere Minuten in stiller Betrachtung und schauen Sie einfach hin. Wenn sich Gedanken in Ihre Betrachtung einmischen, lassen Sie diese vorüberziehen und fokussieren Sie Ihre Aufmerksamkeit weiter auf Ihr Gegenüber. Spüren Sie, wie sich Ihre Wahrnehmung verändert? Ist es Ihnen möglich, im anderen das Göttliche zu sehen und zu spüren? Erinnern Sie sich daran, dass das, was Sie im anderen sehen können, eine Spieglung Ihrer selbst ist. Wenn Ihr Geist still ist, sehen Sie klar und erkennen im anderen Ihre wahre Natur. Sie werden sich gegenseitig zu Spiegeln, und was sich spiegelt, ist reines Bewusstsein. Tauschen Sie nach diesem ersten Durchgang die Rollen. Der vorherige Beobachter schließt jetzt die Augen, und der andere schaut ihn nun mehrere Minuten lang an. Einfach schauen, ohne den auftauchenden Gedanken nachzugehen. Reines Schauen.

Diese Übung und ihre tiefe Wirkung faszinieren mich, und ich bringe sie manchmal in meine Yogaausbildungskurse ein. Dieses einfache Hinschauen können Sie auch in den Alltag integrieren. Anstatt von Verstand zu Verstand schauen Sie du von Herz zu Herz. Das wird Ihre Ansichten, Ihre Kommunikation und Ihre Handlungen wesentlich bereichern. Jedes Mal, wenn Sie Ihr Ego hingeben, erkennen Sie, dass das Ego eine Illusion ist und Sie in Wirklichkeit reines Bewusstsein sind – vollkommen und unendlich. Durch dieses hingebungsvolle, regelmäßige Praktizieren wird sich Ihr wahres Wesen mehr und mehr offenbaren. Dadurch helfen Sie auch anderen Menschen, sich selbst zu erkennen.

Selbstvertrauen und Freiheit

Wenn Sie sich vertrauen, ist alles möglich.
Selbstvertrauen schenkt Ihnen die Freiheit, so zu leben,
wie Sie möchten.

Was nützt die Freiheit des Denkens,
wenn sie nicht zur Freiheit des Handelns führt?“

JONATHAN SWIFT

Selbstvertrauen ermöglicht Ihnen, Ihr Leben so zu leben, wie Sie es wirklich möchten. Es schenkt Ihnen tiefen Glauben an sich und Ihre Fähigkeiten und öffnet Ihnen alle Türen zu einem erfolgreichen Leben. Ihre Talente und Fähigkeiten können sich optimal entfalten, und Sie beginnen, aus dem Vollen zu schöpfen. Je mehr Selbstvertrauen Sie haben, desto mehr Potenzial können Sie verwirklichen. Wenn Sie stark in Ihrem Selbstvertrauen verwurzelt sind, schützt es Sie vor neidischen und missgünstigen Menschen, die versuchen, Sie zu verunsichern und Ihren Erfolg zu schmälern. Das Selbstvertrauen gibt Ihnen den Mut und die Kraft, selbst schwierige Herausforderungen anzugehen und erfolgreich zu meistern.

Vertrauen ist auch der Grundstein jeder gesunden Beziehung. Gerade in der heutigen Zeit, in der viele Menschen das Vertrauen in sich und andere verloren haben, ist es von großer Bedeutung zu lernen, sich und anderen zu vertrauen. Vertrauen wirkt ansteckend. Wenn Sie sich und Ihren Fähigkeiten vertrauen, werden Sie Menschen anziehen wie ein Magnet.

Erfolgreichen Menschen ist gemeinsam, dass sie von einem gesunden Selbstvertrauen getragen sind. Im Leistungssport ist deutlich zu beobachten, wie schnell die Leistungskurve sinkt, wenn ein Sportler in seinem Vertrauen verunsichert ist. Vertrauensverlust kann eine tiefe Verunsicherung bewirken und eine Menge störender Gefühle, wie Zweifel, Angst oder Misstrauen hervorbringen. Im Gegenzug kann der Vertrauensgewinn Qualitäten fördern, wie Sicherheit, Zuversicht, Entspanntheit, Optimismus und Motivation. Ein Coach, der es schafft, seinem Team das volle Vertrauen zu schenken, fördert bei jedem Einzelnen das Selbstvertrauen, was eine optimale Zusammenarbeit und Kommunikation ermöglicht und jeden über sich hinauswachsen lässt.

Im Laufe meiner Arbeit sind mein Vertrauen und das der anderen in die Wirkungen des Yoga stetig gewachsen. Das hat mein Selbstvertrauen und das Vertrauen vieler Menschen in mich und in sich selbst gefördert. Durch mein großes Selbstvertrauen ist es mir gelungen, viele Ideen zu verwirklichen und Projekte erfolgreich umzusetzen. Je mehr man sich zutraut, desto mehr wächst man in allen Bereichen.

Sich selbst zu vertrauen gehört wohl für fast alle zu den wichtigsten Lebensthemen. Wie können wir also das eigene Selbstvertrauen aufbauen und fördern? Wie ist es uns möglich, das Vertrauen anderer Menschen zu gewinnen? Wenn Sie sich akzeptieren, so wie Sie sind, und Ihre Schwächen annehmen können, haben Sie bereits die Grundlage für Ihr Selbstvertrauen gelegt. Wenn Sie zu sich selbst eine Freundschaft aufbauen und sich mehr und mehr mögen, wird dies Ihre Basis im Leben stärken. Selbstliebe ist eines der wichtigsten Fundamente, um Ihr Selbstvertrauen zu stärken, und gleichzeitig ist es auch eines der schwierigsten Themen. Es gibt jedoch unzählige Möglichkeiten, um Ihre Selbstliebe zu fördern:

- Achtsam und liebevoll mit Ihrem Körper umgehen
- Ihre Fähigkeiten wertschätzen
- Ihre Schwächen akzeptieren
- Sich selbst immer wieder Anerkennung schenken
- Ihre Bedürfnisse wahrnehmen und sie befriedigen
- Sich von Ihrer Einzigartigkeit kreativ inspirieren lassen
- Sich auch Fehler erlauben und sie sich verzeihen
- Sich mit Lichtspendern und liebevollen Menschen umgeben
- Sich Respekt und Zuversicht schenken
- Sich selbst Geschenke machen und großzügig zu sich sein
- Sich attraktiv finden und Ihre Stärken fördern

Wenn es Ihnen gelingt, sich mehr zu lieben, stehen Sie sich selbst nicht länger im Weg. Jetzt können Sie den wesentlichen Schritt tun, um weiter voranzukommen: Sie können Ihre Stärken erkennen und wahrnehmen. Die meisten Menschen konzentrieren sich auf ihre Schwächen; dadurch werden sie immer schwächer und bauen ihr Selbstvertrauen ab. Das westliche System der Erziehung und Pädagogik ist auf die Schwächen ausgerichtet. Auch die elterliche Erziehung funktioniert oft auf diese Weise. Wie war das bei Ihnen? Meine Eltern haben mir wesentlich öfter gesagt, was ich verbessern sollte, als mich gelobt für etwas, das ich gut machte. Da ich schon als kleiner Junge ein gesundes Selbstbewusstsein besaß und eine tiefe innere Verbindung spürte, konnte mich diese Erziehung kaum verunsichern. Während der Schulzeit landete ich wegen meines eigenwilligen Verhaltens und ebensolcher Meinungen allerdings des Öfteren vor der Tür. Durch solche Erfahrungen spürte ich schon früh, dass ich in meinem Leben eigene Wege gehen würde, unabhängig davon, ob diese von der Allgemeinheit als gut und normal angesehen würden. Durch die unkonventionellen Wege, die ich inzwischen zurückgelegt habe, habe ich gelernt, wie befreiend es ist, authentisch zu sein und sich treu zu bleiben.

Die Aussage „Ich kann es nicht und bin nicht genug" ist wohl eine der am weitesten verbreiteten Suggestionen, unter denen Menschen leiden. Es ist auch eines der destruktiven Muster, die verhindern, dass wir uns vertrauen und uns optimal entfalten. Wer sein Selbstvertrauen aufbauen möchte, sollte sich von solchen Suggestionen verabschieden. Richten wir also unsere Aufmerksamkeit auf unsere Stärken. Am besten erstellen Sie eine Hitliste, auf der Sie Ihre Stärken in den verschiedenen Lebensbereichen auflisten. Achten Sie dabei zunächst auf die Qualitäten, die Sie selbst an sich wahrnehmen. Sobald Sie diese Liste erstellt haben, fragen Sie einige Freunde, welche Stärken diese an Ihnen besonders wertschätzen. Sehen Sie dann auf Ihrer selbsterstellten Stärkenliste nach, ob Sie diese dort ebenfalls notiert haben. Manchmal übersehen wir unsere größten Fähigkeiten und jemand anderes entdeckt unser Talent.

Mir macht es große Freude, die Talente bei anderen zu wecken und mitzuerleben, wie viele Yogalehrer und Yogatherapeuten aus meiner Schule erfolgreich sind. Dadurch habe ich gelernt, dass jeder einzigartig ist und ein spezielles Talent hat. Wer sein Talent erkennt und es fokussiert, wird erfolgreich sein. Wenn Sie die Hitliste Ihrer Stärken regelmäßig studieren, wird dies Ihr Selbstvertrauen und Ihre Fokussierung auf das Wesentliche fördern.

Nun wird auch anderen auffallen, dass Sie Ihren Fähigkeiten vertrauen und dass Sie Sicherheit ausstrahlen. Das macht Sie einerseits attraktiv und anziehend, weil viele Sie für sich selbst zum Vorbild nehmen, es ruft anderseits aber auch Neider auf den Plan. An ihnen erkennen Sie, dass Sie auf dem richtigen Weg zu mehr Selbstvertrauen und Erfolg sind, während die Neider in Ihnen ihr eigenes, noch unerkanntes Potenzial betrachten.

Nehmen Sie sie zur Kenntnis und erinnern Sie sich daran, dass Sie sich vertrauen und sich nicht mehr verunsichern lassen. Verlieren Sie keine Zeit mit Menschen, die Sie schwächen wollen, und schenken Sie dafür den Menschen Zeit, die sich mit Ihnen über Ihren Erfolg freuen können. Teilen Sie Ihren Erfolg und zeigen Sie anderen Menschen, wie sie ihr Selbstvertrauen fördern können. Unterstützen Sie diese Menschen, wenn sie sich von anderen verunsichern lassen, weil sie noch nicht so tief im Selbstvertrauen verankert sind wie Sie selbst.

Indem Sie sich viel zutrauen und an Ihre Fähigkeiten glauben, werden Sie scheinbar weit entfernte Ziele erreichen und dadurch Ihr Selbstvertrauen umso mehr stärken. Als ich vor einigen Jahren ein noch unbekannter Autor war, sagten mir viele, es sei schwierig, einen Verlag zu finden für meine Yogapublikationen. Das wollte ich nicht glauben, und so fand ich sofort einen Verlag, der bereit war, mein erstes Buch zu veröffentlichen. Wenn wir wirklich an etwas glauben und bereit sind, das Nötige dafür zu tun, trifft es auch ein – sowohl im positiven wie auch im negativen Sinne. Als ich „Das große Yoga-Therapiebuch“ meinem Verleger vorstellte, meinte er, das Buch habe das Potenzial für fünf Auflagen, was eher selten sei bei Yogasachbüchern. Ich selbst hatte mir darüber noch keine Gedanken gemacht und freute mich einfach, dass er meinem Buch so viel Vertrauen schenkte. Die fünfte Auflage erscheint nun bereits in einigen Monaten, und es wird wohl nicht die letzte sein. Setzen Sie sich hohe Ziele und glauben Sie daran.

Visualisieren Sie Ihren Erfolg und Ihre Wünsche. Damit bereiten Sie den Weg zur Verwirklichung Ihrer Ziele. Wenn Sie Ihrem inneren Meister vertrauen, kann er Sie führen. Wenn Sie Ihrem zweifelnden, unsicheren Geist vertrauen, werden Sie dagegen scheitern, weil Sie nicht mit Ihrer inneren Kraft verbunden sind. Sie haben also immer die Wahl, wem Sie Ihr Vertrauen schenken. Beachten Sie dabei, dass blindes Vertrauen sehr gefährlich ist und Ihnen großes Leiden bringen kann. Wahres Selbstvertrauen kommt von innen und ist verbunden mit geistiger Klarheit. Blindes Vertrauen entsteht aus Träumerei, Naivität und Unklarheit. Wenn Sie es sich zur Gewohnheit machen, sich zu vertrauen, sind Sie bereits auf der Spur des Erfolgs unterwegs. Lernen Sie aus Ihren Erfahrungen und erkennen Sie, dass alles, was geschieht, nur zu Ihrem Besten ist. Wenn also etwas nicht klappt, wartet etwas Passenderes auf Sie. Sie würden sich ja auch keine zu kleinen Schuhe anziehen, sondern die richtige Größe wählen. Seien Sie auf Ihrem Weg zum Erfolg offen für Feedback und positive Kritik, schützen Sie sich aber vor destruktiven Menschen, die Ihr Selbstvertrauen schwächen und Sie verunsichern wollen, damit Sie nicht erfolgreich sind. Bleiben Sie freundlich im Kontakt mit solchen Menschen und erinnern Sie sich daran, dass nur Unzufriedene so agieren. Geben Sie ihnen freundlich und bestimmt zurück, was sie Ihnen mit ihrer Projektion „anhängen". Vor Menschen, die Sie aufrichtig kritisieren, brauchen Sie sich dagegen nicht zu verschließen. Sie meinen es gut und wollen Ihnen helfen, sich zu verbessern. Freuen Sie sich deshalb über wohlwollende Kritik und erkennen Sie, was Sie noch verbessern können, und setzen Sie es um. Wenn Sie ein gesundes Selbstvertrauen besitzen, wird Ihnen dies leichtfallen. Es ist ein Grund, dankbar zu sein, und eine gute Übung in Bescheidenheit und Demut.

Ob Menschen tiefes Selbstvertrauen haben, erkennen Sie an ihrer Bereitschaft und Offenheit, Kritik anzunehmen. Die Mehrheit der Menschen ist geübter darin, Kritik auszuteilen, als sie einzustecken. Haben Sie schon einmal festgestellt, dass Menschen in ihrer wahren Größe keine Kritik austeilen, sondern Sie eher liebevoll aufmerksam machen auf das, was Sie noch optimieren können? Werden Sie sich bewusst, was Sie schon alles erreicht und vollbracht haben. Dies wird Ihnen helfen, Ihr Selbstvertrauen aufzubauen. Es liegt auf der Hand, dass viel Potenzial in Ihnen vorhanden ist. Erkennen Sie Ihr Potenzial und glauben Sie daran, dass Sie es auch ausschöpfen können? Sie können noch so viele Dinge erreichen, die Sie sich wünschen. Machen Sie sich auf den Weg und vertrauen Sie sich und Ihren Fähigkeiten! Sie können alles erreichen, woran Sie glauben. Nehmen Sie die Chancen wahr, die sich Ihnen bieten. Sie warten auf Sie.

Wenn Sie auf Ihrem Weg Hindernissen begegnen und über diese stolpern, stehen Sie wieder auf. Geben Sie deswegen nicht auf! Manchmal braucht es mehrere Versuche, bis etwas klappt. Wenn Sie über gesundes Selbstvertrauen verfügen, sind Sie freier in Ihren Entscheidungen und lassen sich nicht mehr aus dem Konzept bringen. Sie sind dann so stark, dass Sie authentisch und frei leben können. Das wahre Selbstvertrauen kommt vom inneren Meister und ist unerschütterlich. Wenn Sie tief darin gegründet sind, erfahren Sie Urvertrauen und verlieren die Furcht vor unangenehmen Erfahrungen. Selbstvertrauen befreit Sie von Angst und öffnet Sie für die bedingungslose Liebe, die nur möglich ist, wenn Sie tiefes Vertrauen in sich haben.

Reflexion über Selbstvertrauen

Beantworten Sie, um Ihr Selbstvertrauen zu vergrößern, für sich selbst die folgenden Fragen:

- Wie groß ist mein gegenwärtig vorhandenes Selbstvertrauen?
- Gibt es Dinge, Menschen und Verhaltensmuster, die meinem Selbstvertrauen im Wege stehen?
- Wenn ja, wie gehe ich damit um?
- Wie könnte ich damit anders umgehen?

- Welche Erfahrungen haben mein Selbstvertrauen wesentlich beeinflusst?
- Was kann ich tun, um mein Selbstvertrauen zu stärken?
- Welche Mittel und Menschen können mich dabei unterstützen?
- Welche Ziele möchte ich in nächster Zeit verwirklichen?
- Welche Wünsche möchte ich mir in nächster Zeit erfüllen?
- Bin ich bereit, dem Meister in mir mehr zu vertrauen?
- Wie sähe mein Leben aus, wenn ich mehr Selbstvertrauen hätte?

Es liegt in Ihrer Verantwortung, sich selbst zu vertrauen. Wer, wenn nicht Sie, soll Ihnen vertrauen? Seien Sie deshalb mutig und verwirklichen Sie Ihre Wünsche und Ziele Schritt für Schritt. Niemand kann Sie davon abhalten, außer Sie selbst. Sie haben die Freiheit, sich für Erfolg und Zufriedenheit zu entscheiden. Nehmen Sie Ihre Verantwortung wahr und geben Sie Ihr Bestes. So haben Sie gute Chancen, Großartiges zu erreichen. Es wartet bereits auf Sie, um in Erfüllung zu gehen.

Teil 4
Strahlende Gesundheit und Vitalität

Im Teil 3 dieses Buches ging es darum, Ihren Handlungsspielraum zu erweitern und Ihr höchstes Potenzial in den verschiedenen Lebensbereichen umzusetzen. Nun fahren wir mit der Praxis fort und beginnen mit dem Thema Gesundheit. Jeder Mensch, der sich selbst respektiert, wünscht sich und anderen, gesund zu sein. Unsere ganzheitliche Gesundheit, unser Gleichgewicht, hängt dabei von zahlreichen Faktoren ab:

- Ernährung mit Nahrungsmitteln und Flüssigkeiten
- Sauerstoff
- Atmung und Bewegung
- Sonnenlicht und Lebensenergie
- Lebensweise und Gewohnheiten
- Geistiger Zustand und die Verbindung mit dem höchsten Bewusstsein

Wenn unser Körper im Gleichgewicht ist, sind wir gesund. Dann ist alles in Ordnung. Laut der Weltgesundheitsorganisation WHO ist Gesundheit ein Zustand vollkommenen körperlichen, geistigen und sozialen Wohlbefindens. Wenn dagegen Störungen vorhanden sind, kommt unser System aus dem Gleichgewicht und versucht, wieder in die Balance zu kommen. Doch dabei können Krankheiten auftreten. Durch Symptome erhalten wir dann Warnsignale des Körpers und der Psyche, dass etwas nicht in Ordnung ist. Die Botschaften des Körpers beginnen meist zunächst mit Unwohlsein, danach tritt dann möglicherweise eine Störung auf. Später kommen oft noch ein oder mehrere Symptome hinzu, und schließlich bricht die Krankheit aus, die chronisch werden oder tödliche Wirkung haben kann, wie es beispielsweise bei Krebserkrankungen häufig vorkommt. Eine Aufstellung des Statistischen Bundesamts besagt, dass in Deutschland in den Jahren 2009 bis 2011 jeweils etwas 350.000 Menschen an einer Herz-Kreislauferkrankung und jeweils über 200.000 Menschen an einer Krebserkrankung gestorben sind.

Viele Menschen werden zwar älter als in vergangenen Jahrzehnten, doch dass so viele ältere Menschen ebenfalls krank sind, zeigt keine erfreuliche Entwicklung. Die zahlreich verordneten Medikamente können Symptome zwar unterdrücken oder lindern, die zugrunde liegenden Störungen jedoch nicht heilen. Zudem können Medikamente schwere Nebenwirkungen verursachen, wie schon die Beipackzettel eindeutig belegen. Ganzheitliche Gesundheit ist auf diesem Weg nicht erreichbar, sondern sie ist nur möglich, wenn wir uns ganzheitlich um unsere Gesundheit kümmern. Das fordert von uns, verantwortungsbewusst und respektvoll mit unserem Körper und unserer Umwelt umzugehen. In China wurden Ärzte früher nur bezahlt, wenn es ihnen gelang, die Gesundheit der Patienten zu erhalten.

Die Krankenkassen in Deutschland, der Schweiz und anderen Ländern sind überfordert mit den steigenden Kosten des modernen „Gesundheitssystems“, und die Prämien steigen in einem Ausmaß, das für viele Versicherte kaum zu bewältigen ist. Eine effektive Prävention könnte diese ungesunde Entwicklung stoppen und die Probleme vieler Menschen mit Gesundheitsbeschwerden lösen. Deshalb richte ich in diesem Buch den

Schwerpunkt darauf, die Gesundheit zu verbessern und somit Bedingungen zu schaffen, damit wir gar nicht erst krank werden. Denn das höchste Potenzial des Menschen ist seine strahlende Gesundheit und Vitalität. Selbst wenn Sie bereits an Beschwerden oder Krankheiten leiden, können Sie hier viele interessante Aspekte zu Ihrer Selbstheilung finden. Jeder Mensch hat das Recht auf Gesundheit. Beginnen wir also damit, die ersten Schritte zu einer optimalen Gesundheit zu verwirklichen. Die Summe der gesunden Gewohnheiten bringt uns Gesundheit, während uns die Summe ungesunder Gewohnheiten Krankheit bringt. Die Ursache von Krankheiten ist oft in einer unnatürlichen Lebensweise begründet, während die Beachtung der Naturgesetze Heilung und vollständige Gesundheit schenkt.

Reinigung und Fasten

Das Licht der Welt wird dich erleuchten,
wenn du fastest und dich reinigst.

MAHATMA GANDHI

Das Säure-Basen-Gleichgewicht ist von entscheidender Bedeutung für unsere Gesundheit. Es ist wichtig, dass der Körper den pH-Wert des Blutes bei 7,4 halten kann. Wenn viele Wasserstoffionen vorhanden sind, zeigt der pH-Wert eine saure Lösung an. Wenige Wasserstoffionen in einer Lösung bedeuten, dass diese basisch ist. Über dem Wert 7 gelten Werte als basisch und unter 7 als sauer. Der Körper versucht eine ständige Balance des pH-Blutwerts von ca. 7,4 zu halten, was ihm aber nur möglich ist, wenn wir durch das, was wir essen und trinken, und auch durch unsere Denkgewohnheiten die Säurebelastung nicht in die Höhe treiben.

Wenn wir unseren Säure- Basen-Haushalt im Gleichgewicht halten, helfen wir dem Körper dabei, Nahrungsmittel besser aufzunehmen. Die Verdauungsenzyme arbeiten dann im gesamten Organismus im optimalen pH-Bereich, und die Zusammensetzung der Extrazellularflüssigkeit ist optimal auf die Ernährung, Entgiftung und das Funktionieren der Zellen abgestimmt. Wenn der Körper chronisch mit Säuren überlastet wird, verliert er dieses Gleichgewicht und kann akute Symptome oder auch chronische Krankheiten hervorbringen.

Typische Symptome der Übersäuerung sind zum Beispiel Kopfschmerzen, saurer, übelriechender Stuhl und Urin, Muskelverspannungen, Steifheit, Müdigkeit und Reizbarkeit, Übelkeit,

Schmerzen im Brust- und Bauchbereich. Durch Übersäuerung (Azidose) werden die Magen- und Darmwände angegriffen, was zu Gastritis und Magengeschwüren führen kann. Übersäuerung verhindert, dass die Fett-, Eiweiß- und Kohlenhydratverdauung richtig arbeitet. Viele Ernährungsexperten sind der Meinung, dass Übersäuerung die Entstehung von Krebs und weiterer Beschwerden und Krankheiten fördere.

Die Liste der säurebedingten Krankheiten ist lang und zeigt, wie notwendig es ist, den Säure-Basen-Haushalt im Gleichgewicht zu halten. Säurebedingte Krankheiten können sein:

- Allergien
- Arteriosklerose (Arterienverkalkung)
- Arthritis (Gelenkentzündung)
- Arthrose
- Asthma
- Bandscheibenprobleme
- Bluthochdruck
- Burn-out-Syndrom
- Depressionen
- Ekzeme
- Erschöpfung
- Gicht
- Haarausfall
- Herzinfarkt
- Heuschnupfen
- Kalte Hände und Füße
- Kopfschmerzen und Migräne
- Krebs
- Mundgeruch
- Muttermale
- Mykosen und andere Pilzerkrankungen

- Sodbrennen
- Schlafstörungen
- Wechseljahresbeschwerden

Und diese Liste ist noch unvollständig. Weiterhin können auch deutlicher Gewichtsverlust und erhöhte Infektanfälligkeit auf eine Übersäuerung hinweisen. In der heutigen Zeit ist davon auszugehen, dass die meisten Menschen unter Übersäuerung leiden. Das Gegenteil der Übersäuerung, der Basenüberschuss, Alkalose genannt, kommt nur sehr selten und vor allem bei Veganern und Vegetariern vor. Beim Basenüberschuss können folgende Symptome auftreten:

- Nervosität und Ängstlichkeit
- Muskuläre Schmerzen und muskuläre Spasmen
- Tetanie (neuromuskuläre Übererregbarkeit)

Gabriel Cousens, einer der erfahrensten und kompetentesten Ernährungsexperten, hat in über mehrere Jahre dauernden Untersuchungen festgestellt, dass 80 bis 95 Prozent aller Rohkostvegetarier mit einem pH-Wert von 7,2 sich vollkommen gesund fühlen. Laut Cousens liegt ein optimaler pH-Wert zwischen 6,8 und 7,2. Es gibt natürlich auch Menschen mit noch höheren Werten, die sich ebenfalls gesund fühlen. Cousens empfiehlt, den Säure-Basen-Haushalt regelmäßig zu kontrollieren. Dazu sollte man den gesammelten Urin während 24 Stunden in einem Behälter aufbewahren und dann mit einem Indikatorstreifen messen. Diese Streifen erhalten Sie in der Apotheke. Beachten Sie dabei, dass der pH-Wert dauernd schwankt und am Morgen für gewöhnlich saurer ist, also niedriger ist. Fleisch- und Fischesser liegen wegen der Säurezufuhr mit ihren Werten in der Regel tiefer; 6,3 bis 6,9 sind optimale Werte für Fleischesser. Durch das regelmäßige Kontrollieren des Urins tragen Sie dazu bei, das Säure-Basen-Gleichgewicht zu bewahren. Gleichzeitig können Sie darüber herausfinden, welche Nahrungsmittel Ihnen gut tun und welche Ihnen schaden.

Ob Sie einen optimalen pH-Wert haben, können Sie auch daran erkennen, ob Sie über viel Lebensenergie und eine gute Verdauung verfügen und ob Sie psychisch ausgeglichen sind. Ein optimales Gleichgewicht des Säuren-Basen-Haushalts bringt eine optimale Gesundheit mit sich, dank derer wir uns aufgeladen fühlen mit Lebensenergie. Ein Ungleichgewicht führt zur Verminderung der Lebensenergie und schwächt das zentrale Nervensystem. Wenn sowohl das Zytoplasma als auch der Zellkern sauer sind, gibt es keine Ladung zwischen den Polen. Eine ungesunde saure Zelle ist wie eine leere Batterie. Haben Sie schon einmal bemerkt, wie Sie ungesundes Essen körperlich und geistig müde macht und erschöpft?

Viele Mineralien, wie zum Beispiel Kalzium, gehen dem Körper bei der Pufferung der Säuren verloren. Diese Pufferung ist der Vorgang, mit dem der Körper das Säure-Base-Gleichgewicht wiederherstellt. Je mehr Säure der Körper bekommt, desto größer ist der Aufwand, den er für den Ausgleich betreiben muss. Dadurch haben viele Menschen einen chronischen Mineralienmangel, was dazu führt, dass sie ständig Hungergefühle verspüren, weil ihnen etwas fehlt. Das übermäßige Verlangen nach Süßigkeiten, Salzchips, Kaffee, Alkohol, Zigaretten wird durch den Mangel an Spurenelementen und Mineralien ausgelöst. Doch da die Mineralien fehlen, tritt keine Sättigung ein, sodass der Mensch geneigt ist, sich zu überessen. Überessen wiederum führt zu Verstopfung, Verschlackung und Gewichtszunahme. Bei Fastenkuren, die mit Einläufen kombiniert werden, scheiden deshalb Menschen mitunter kiloweise schwarze Schlacken aus.

Durch gezielte Aufnahme von Mineralstoffen und durch nährstoffreiche Nahrungsmittel können wir das übermäßige Verlangen nach Nahrung überwinden. Gleichzeitig ist es notwendig, das Säure-Basen-Gleichgewicht wiederherzustellen. Solange Sie noch übersäuert sind, ist es nicht möglich, Nahrung optimal aufzunehmen und umzuwandeln. Das bedeutet, dass Sie selbst von den reichhaltigsten Nahrungsmitteln nicht so profitieren können, wie es mit einem ausgeglichenen pH-Wert möglich wäre.

Um die Übersäuerung zu reduzieren, ist es zunächst wichtig, die größten Säureverursacher zu reduzieren oder besser ganz zu meiden. Mögliche Ursachen für Übersäuerung sind:

- Stress und Unruhe
- Ärger und Wut
- Angst und Unsicherheit
- Oberflächliche und flache Atmung
- Hastiges Essen und Überessen
- Zu geringe Aufnahme basischer Flüssigkeiten
- Ungesunder Lebenswandel, zum Beispiel zu wenig Schlaf
- Zu viele säurebildende Nahrungsmittel, wie Fleisch, Fisch, Eiweiß, Eier, Käse, Zucker, Fett, pasteurisierte Nahrungsmittel, unreife Früchte, verschiedene Getreide und Brote, Bohnen, Nüsse
- Medikamente und Chemikalien
- Konsum von zu viel Alkohol, Kaffee, Schwarztee
- Überzuckerte Softdrinks
- Zigaretten
- Umweltgifte, wie Schwermetalle
- Elektrosmog

Neben der Reduzierung der säurebelastenden Nahrungsmittel und Faktoren sind für das Gleichgewicht des Säure-Basen-Haushalts folgende Maßnahmen hilfreich:

- Vermehrt rohe (und reife) Früchte, Gemüse und frische Säfte zu sich nehmen
- Grüne Smoothies und basenbildende, gekeimte Samen und Nüsse essen. Deren pflanzliches Eiweiß ist besonders wertvoll, um den Proteinbedarf zu decken
- Wildkräuter und Kräuter essen
- Pflanzenenzyme zur Verbesserung der Fettverdauung einnehmen
- Basisches Wasser trinken
- Bewusst essen
- Das geistige Gleichgewicht fördern mit Entspannung und Yoga
- Tiefe Atmung praktizieren und viel Sauerstoff aufnehmen.
- Leber und Nieren entgiften und fasten

Wenn wir stark übersäuert sind, ist eine Fastenkur hilfreich, um unseren Körper von überschüssigen Säuren und Schlacken zu reinigen. Es gibt zahlreiche Formen von Fastenkuren, die sich bereits seit ca. 5000 Jahren bei der Heilung von Krankheiten bewährt haben. Dabei ist zu beachten, dass ein kranker Mensch, der mit vielen Giftstoffen belastet ist, das Fasten unter ärztlicher Begleitung durchführen sollte. Mittlerweile gibt es viele Fastenkliniken und spezielle Fastenkurse für unterschiedliche Bedürfnisse, zum Beispiel die Kurse, die Ruediger Dahlke seit vielen Jahren durchführt.

Athenäus, ein griechischer Gelehrter der Antike, sagte über das Fasten: „Fasten heilt Krankheiten, verbessert die Stimmungslage, verbannt die Dämonen, befreit von unreinen Gedanken, verschafft geistige Klarheit und Reinheit des Herzens, heiligt den Körper und erhebt den Menschen auf den Thron Gottes."

Wenn Sie schon einmal gefastet haben, wissen Sie aus eigener Erfahrung, wie es sich anfühlt und welche positiven Wirkungen durch Fasten möglich sind. Eine sehr milde Form des Fastens ist das Basenfasten, das ich regelmäßig durchführe und das sich bei vielen meiner Klienten bewährt hat, um den Körper und Geist wieder ins Gleichgewicht zu bringen. Streng genommen ist Basenfasten kein richtiges Fasten, weil man weiterhin Nahrung zu sich nimmt, die aber ausschließlich basisch ist.

Basenfastenkur

Ich empfehle, diese Kur in einem Zeitraum von fünf bis sieben Tagen durchzuführen. Am Morgen beginnen Sie mit einem grünen Smoothie oder mit Früchten, die wenig Zucker enthalten, wie zum Beispiel Äpfel oder Birnen. Dazu können Sie einen speziellen Kräutertee trinken, der entschlackend wirkt. Es gibt da verschiedene Sorten auf dem Markt. Um die Entschlackung und Reinigung zu fördern, können Sie Ihre Zunge mit einem Löffel oder einem Zungenschaber reinigen und Ihren Darm mit einem Wassereinlauf spülen. Bei folgenden Krankheiten sollten Sie allerdings keinesfalls einen Darmeinlauf durchführen:

- Akute Baucherkrankungen
- Darmblutungen und Darmtumoren
- Darm-Scheidenfisteln
- Drohender Früh-oder Fehlgeburt
- Darmverschluss
- Durchfall
- Erbrechen
- Hämorrhoiden.

Falls Sie sich unsicher sind in Bezug auf die Kontraindikationen, ziehen Sie vorab einen Arzt zurate. Wenn Sie einen Einlauf machen, ist es am besten, nachdem Sie das Wasser aus dem Einlaufbeutel eingeführt haben, die Beine hochzulegen und das Wasser noch fünf Minuten zu halten, bevor Sie es auf der Toilette wieder ausscheiden. Planen Sie für den Einlauf etwa 15 bis 20 Minuten ein. Vor dem Einlauf sollten Sie den Applikator mit Gleitcreme oder Öl einreiben, um den Widerstand beim Einführen zu verringern. Vermeiden Sie während der Darmentleerung unbedingt das Pressen, das zur Entstehung von Hämorrhoiden beitragen kann. Falls Sie den Einlauf ungern alleine durchführen, ist eine Hydro-Colon-Therapie eine gute Alternative und zudem noch effektiver als ein gewöhnlicher Einlauf.

Während des gesamten ersten Kurtages sollten Sie viel Wasser trinken, weil dies die Entgiftung fördert. Mittags bereiten Sie sich einen Salatteller zu mit vielen grünen Blättern und Kräutern. Vermeiden Sie unbedingt Essig für die Salatsauce. Nehmen Sie stattdessen Zitronensaft, da dieser basisch wirkt. Achten Sie beim Basenfasten darauf, dass Sie nur kleine bis mäßig große Mengen zu sich nehmen. Zwischendurch können Sie eine Frucht essen. Am Abend bereiten Sie sich eine warme Suppe oder eine Rohkostsuppe aus Gemüse und Kräutern zu. Die zusätzliche Einnahme von Mineralien, Spurenelementen und Spirulina ist empfehlenswert. Sehr wichtig zur Ausleitung der Gifte ist das Baden in basischen Salzen für mindestens 45 bis 60 Minuten. Falls Sie dazu keine Möglichkeit haben, ersetzen Sie das Bad durch ein Fußbad; denn über die Füße werden Gifte besonders wirkungsvoll ausgeleitet. Auch ein Saunabesuch unterstützt die Entgiftung über die Haut. Um die Leberentgiftung zu unterstützen, legen Sie sich eine Wärmflasche auf; noch besser wirkt ein Leberwickel.

Bei jeder Art des Fastens ist es wesentlich, die Ausscheidung der Gifte und Säure zu unterstützen, weil diese sonst zwar freigesetzt werden, aber im Körper verbleiben.

Sabine Wacker, eine Basenfastenexpertin, hat viele nützliche Informationen und Tipps in ihren Büchern zum Basenfasten zusammengetragen. Diese gefahrlos und einfach durchführbare Fastenform bringt ausgezeichnete Resultate und ist auch während des Arbeitens gut durchführbar.

Wer sich intensiver reinigen möchte, dem empfehle ich, eine spezifische Fasten- und Reinigungskur in einem speziellen Zentrum zu machen. Eine solche dreiwöchige Reinigungskur hat meine eigene Gesundheit enorm gesteigert. Sie hat mir geholfen, eine optimale Ernährung zu finden, die mir strahlende Gesundheit und geistige Klarheit schenkt. Da ich in dieser Zeit eine sehr innige Verbindung zum Meister in mir spürte, wurde mir auch bewusst, weshalb Meister wie Jesus und Gandhi so großen Wert auf das Fasten legten. So meinte Gandhi: „Fasten bewirkt eine spirituelle Wiedergeburt. Das Licht der Welt wird dich erleuchten, wenn du fastest und dich reinigst.“ Und da ich mich selbst so fühlte, wünsche ich vielen Menschen diese tief gehende Erfahrung einer intensiveren Fasten- und Reinigungskur.

Zehn Gründe für eine intensive Fasten- und Reinigungskur

1. Dem Körper eine Regenerationspause schenken
   In dieser hektischen und immer schneller werdenden Welt ist es sinnvoll, dem Körper regelmäßig eine Auszeit zu schenken von Dingen, die die Übersäuerung fördern: Stress, negativ eingestellte Menschen, zu viel säurehaltige Nahrung, Stimulations- und Suchtmittel, ungesunde Denk- und Lebensmuster.

2. Vitalität und Lebensfreude erhöhen
   Chronische Müdigkeit, niedriger Energielevel, mangelnde Konzentration und schlechtes Gedächtnis sind heute für viele Menschen alltäglich geworden. Sie sind jedoch kein Muss. Wenn Sie für längere Zeit fasten, versetzen Sie Ihren Körper in die Lage, defekte Zellen zu regenerieren, die toxischen Belastungen in den Organen über Leber, Niere und Darm auszuscheiden und Ihre Energiespeicher aufzuladen. Sie gehen voller Lebensfreude und Vitalität aus einer längeren Fastenkur hervor, und es ist faszinierend den Unterschied zu sehen, wie Menschen vorher und wie sie nachher aussehen.

3. Das Immunsystem stärken
   Die Hauptgründe für ein geschwächtes Immunsystem sind heutzutage Stress, Defizite und Mangelerscheinungen infolge schlechter Ernährung, schwache Verdauung, hormonelle Störungen, Übersäuerung, Parasiten und überhöhter Candida-Pilzbefall. Für das Immunsystem ist eine Reinigung des Körpers der erste Schritt zur Stärkung. Durch eine erhöhte Basenzufuhr und eine gesündere Lebensweise wird anschließend ein starkes und widerstandsfähiges Immunsystem aufgebaut. Dazu braucht es etwas Zeit, jedoch werden Sie schnell die Verbesserung Ihrer Abwehrkraft und Ihres Wohlbefindens wahrnehmen.

4. Entsäuerung und Entgiftung
   Ein erfahrener Therapeut kann Ihnen helfen, einen Ernährungsplan zusammenzustellen, der Ihnen hilft, überhöhten Candida-Pilz im Verdauungstrakt zu vermindern, sich zu entsäuern und Ihr Blut- und Lymphsystem zu reinigen. Er wird Ihnen auch helfen, Ihre Nahrungsaufnahme und

Verdauung zu optimieren. Durch Nahrungszusätze wie Chlorella ist es möglich, Schwermetalle aus dem Körper auszuleiten.
Neben der körperlichen Reinigung können Sie du durch Yoga, Meditation und alternative Therapien Ihr geistiges Gleichgewicht wiederherstellen. Innere Ruhe und Klarheit helfen Ihnen, negative Emotionen und Gedankenmuster aufzulösen.

5. Stressreduktion
   Durch Entspannungstechniken und ein harmonisches Umfeld gleichen Sie Schwankungen im Hormonsystem aus. Serotonin schenkt einen guten Schlaf, Noradrenalin reguliert den Energielevel und Dopamin bringt uns Wohlbefinden und Glücksgefühle. Stress reduziert die Produktion dieser drei wichtigsten Hormone. Regelmäßige tiefe Entspannung ist notwendig, um wieder gesund zu werden und es auch zu bleiben. Durch eine längere Fastenzeit mit viel Ruhe und gesunder Bewegung können Sie einen tief gehenden Entspannungseffekt erzielen und Ihren Stress effektiv abbauen.

6. Vorbeugung gegen Krankheiten und Erschöpfung
   Während der Fastenzeit wird Ihnen bewusster, wie Sie sich fühlen und was Sie in Ihrem Leben beschäftigt. Sie erhalten Klarheit darüber, was wichtig ist, damit Sie körperlich und geistig gesund werden. Dadurch werden Sie die richtigen Schritte finden und gehen, um weiterhin ganzheitlich gesund zu bleiben. Prävention ist die sinnvollste Behandlung, die es gibt, und erspart Ihnen viel Schaden und hohe Kosten, die durch Krankheiten verursacht werden.

7. Ausgleich von Körper, Atem und Geist
   Alle Systeme im Körper, wie das Nerven-, Verdauungs- und Hormonsystem, sind miteinander verbunden und arbeiten perfekt zusammen. Körper, die übersäuert sind, verlieren die optimale Funktion dieser Systeme, was zu Erschöpfung, Depression und Schlaflosigkeit führen kann. Fasten hilft, diese Systeme wieder ins Gleichgewicht zu bringen und schafft optimale Voraussetzungen für die Einheit von Körper und Geist.

8. Fettverlust und Gewichtsabnahme
   Übergewicht kann zu Diabetes, Bluthochdruck und Herzkrankheiten führen. Eine längere effektive Fastenzeit unterstützt den Abbau von Giftstoffen in den Fettzellen. Gleichzeitig reduziert es den Cortisol-Spiegel. Cortisol ist das Hormon, das durch die Nebennierenrinde ausgeschüttet wird, wenn wir etwas als stressig empfinden. Wenn dieses Hormon nicht im Gleichgewicht ist, kann es zu vermehrtem Bauchfett führen. Viele Menschen nehmen in stressvollen Zeiten zu, obwohl sie gar nicht mehr als sonst essen. Die Konzentration von Cortisol kann auch durch Koffein, Schlafstörungen, Burnout-Syndrom und Traumata erhöht werden. Fasten hilft Ihrem Körper, sein optimales Gewicht zu finden. Wenn Sie nach dem Fasten achtsam sind in Ihrer Lebensweise, werden Sie ihr Idealgewicht halten können.

9. Reduzierung von Parasiten und Würmern
   Parasiten leben im Darm und können auch in anderen Körperbereichen, wie im Blut, Lymphsystem und in Gelenken, Störungen verursachen. Sie verhindern eine op-

timale Nahrungsaufnahme und rauben uns Lebensenergie. Parasiten können durch das Essen von Fleisch oder rohem Fisch, das Trinken von verschmutztem Wasser oder den Kontakt mit Tieren vermehrt aufgenommen werden. Ein fundiertes Fastenprogramm mit speziellen Methoden kann Parasiten, Würmer und ungesunde Bakterien vermindern und aus dem Körper ausleiten.

10. Lebensqualität und Vitalität fördern
Unser Körper, der Tempel, in dem wir wohnen, hat das Potenzial, über 100 Jahre gesund zu bleiben. Wenn er stark übersäuert ist und von ungesunder Nahrung, Zucker, Alkohol und Drogen abhängig, wird es dem Körper unmöglich sein, Ihnen ein schönes Zuhause zu bieten, in dem Sie sich wohl und glücklich fühlen. Eine Fastenzeit schenkt uns eine Auszeit von ungesunder Nahrung und destruktiven Gewohnheiten. Somit erlangen wir die Kontrolle über unser Verhalten und unsere Ernährungsgewohnheiten zurück. Während des Fastens können unglaubliche Heilungen geschehen und jahrelange Schmerzen plötzlich verschwinden. Bluthochdruck kann sich normalisieren, und die geistige Klarheit und das emotionale Gleichgewicht werden sich wesentlich verbessern. Viele Menschen fühlen sich nach einer intensiven Fastenzeit wie neugeboren und verjüngt. Die Glückshormone sind wieder im Fluss sowie die Lebensenergie, die uns Kraft und Vitalität schenkt.

Um ein glückliches und gesundes Leben zu führen, sollten wir unseren Körper wertschätzen und ihm die nötige Zuwendung und Aufmerksamkeit schenken. Wenn wir unser Leben und unsere Gesundheit optimieren wollen, gehört dazu die regelmäßige Reinigung von Giftstoffen und Schlacken, Pilzen, Parasiten, Pestiziden, Chemikalien, Umweltgiften und Schwermetallen. Wenn in der Kanalisation die Rohre nicht regelmäßig gereinigt werden, gibt es Verstopfungen und Überschwemmungen durch Abwasser. Genauso sieht es in unserem Körper aus, dessen vielfältigen Energiebahnen regelmäßige Reinigung benötigen. So, wie Sie Ihr Auto regelmäßig zur Inspektion bringen, schenken Sie auch Ihrem Körper durch intensive Fastenkuren Fürsorge und Energie. Fasten und Entgiftungskuren werden seit Jahrtausenden in den verschiedenen Traditionen erfolgreich angewendet. Michelle Cooper, eine moderne Fasten- und Detox-Expertin, hat unzählige Menschen während ihrer Fastenzeit begleitet und dabei Unglaubliches erlebt. Menschen mit sogenannten unheilbaren Krankheiten und schweren Depressionen konnten vollständige Heilung erfahren. Ein älterer Mann, der auf den Rollstuhl angewiesen war, konnte nach einem Monat Rohkostfasten wieder eine Stunde gehen und hat seine Beschwerden um 80 Prozent reduziert. Von Herzen wünsche ich allen Menschen, dass sie durch Fasten und gesunde Ernährung Gesundheit und Klarheit erfahren.

Optimieren Sie Ihre Ernährung

Deine Nahrung soll deine Medizin sein
und deine Medizin deine Nahrung.
HIPPOKRATES

Die Ernährung beeinflusst unseren Körper, unsere Gefühle und Gedanken. Unsere Nahrungsauswahl entscheidet über unseren körperlichen, emotionalen und mentalen Zustand. Unsere Ernährung hat auch Einfluss auf unsere spirituelle Entwicklung, auf die Umwelt, die Tiere, die natürlichen Ressourcen, die Lebensbedingungen der Menschen insgesamt und den Welthunger. Eine weltweit rein vegetarische Ernährung erforderte nur zehn bis zwanzig Prozent der Energie, die heute für eine fleischorientierte Kost benötigt wird. Würden bedeutend mehr Menschen sich pflanzlich ernähren, könnten Millionen andere Menschen ernährt werden, die aktuell von Hunger bedroht sind. Haben Sie sich das schon einmal vor Augen geführt? Dass sich immer mehr Menschen für eine bewusste vegetarische oder sogar vegane Ernährung entscheiden und damit zur Harmonie auf diesem Planeten beitragen, ist großartig.

Da wir Menschen bezüglich unserer Konstitution, Psyche und Lebensweise unterschiedlich sind, gebe ich Ihnen hier einige Anregungen, aus denen Sie auswählen können, um Ihre Ernährung zu optimieren und Ihr gesundheitliches und spirituelles Potenzial auszuschöpfen. Um es gleich vorwegzunehmen: Es gibt keine allgemein gültige, für alle Menschen passende Ernährungsweise. Wir müssen die Individualität jedes Menschen respektieren und auf dieser Basis herausfinden, was am besten zu ihm passt. Vieles, was wir einmal als richtig eingestuft haben, war durch unser Elternhaus, unsere Kultur und die Gesellschaft geprägt. Dazu passt das oft verwendete Sprichwort „Was der Bauer nicht kennt, isst er nicht."

Einerseits hat unser Bewusstsein einen wichtigen Einfluss auf unsere Nahrungsauswahl und unser Essverhalten. Andererseits wirkt sich unsere Ernährung auf unseren Geist aus. In der indischen Ayurveda-Ernährungslehre teilt man die verschiedenen Nahrungsmittel auch nach den geistigen Zuständen *Sattva, Rajas* und *Tamas* ein. Der sattvische Geisteszustand ist geprägt von Klarheit und Harmonie, *Rajas* steht für Aktivität, Unruhe und Aggression, während *Tamas* lethargisch, degeneriert und gewaltbereit sein kann. Sattvische Ernährung ist leicht verdaulich und beinhaltet zum Beispiel Früchte, Gemüse, Kräuter, Getreide, Samen und Sprossen. Rajasische Ernährung wirkt stimulierend und führt zu einer Reizung des Nervensystems. Typische Komponenten einer rajasischen Ernährung sind Fleisch, Fisch, Alkohol, Kaffee, schwarzer Tee, Pfeffer, Chili und Curry. Eine solche Ernährung bringt uns in einen unruhigen, emotional aufgewühlten, impulsiven Gemütszustand. Diese Ernährungsform macht uns sauer auf der körperlichen und geistigen Ebene. So ist es nicht verwunderlich, dass sich heißblütige Menschen oft rajasisch ernähren. Tamasische Ernährung umfasst künstlich hergestellte Produkte, Junkfood, verkochte, abgelaufene und industriell verarbeitete Nahrung. Drogen wie Marihuana, Kokain und Heroin gehören ebenfalls in diese Kategorie, Wie auch die heute weitverbreiteten aufputschenden Amphetamine, die zwar stimulierend sind, aber langfristig eine erschöpfende Wirkung haben.

Wer häufig Nahrungsmittel mit geringem Nährwert zu sich nimmt, wird lethargisch, gleichgültig und fördert negative Gedanken. Die weitverbreitete Fastfood-Nahrung fördert Krankheiten und senkt die Lebenserwartung. Tamasische Ernährung führt zudem zu einer höheren Gewaltbereitschaft. So fand eine bemerkenswerte wissenschaftliche Studie von Steven Schoenthaler, die an 267 Personen in den USA durchgeführt wurde, heraus, dass jugendliche Straftäter dort im Durchschnitt 135 kg weißen Zucker pro Jahr zu sich nehmen. Ein Amerikaner isst hingegen laut dieser Studie ca. 56 kg weißen Zucker im Jahr. Durch eine Reduzierung des Zuckerkonsums und des Fastfoods bei einer gleichzeitigen Erhöhung des Obst- und Gemüseanteils konnten laut dieser Studie die antisozialen Verhaltensweisen bei den Probanden um 48 Prozent reduziert werden. Übermäßiger Zuckerkonsum ist zudem einer der Hauptverursacher von Übersäuerung, erhöhtem Candida-Pilzbefall im Verdauungssystem und Hypoglykämie (niedrigem Blutzuckerwert). Allergien können ebenfalls eine Ursache für niedrigen Blutzucker sein. Dabei ist ein stabiler Blutzuckerwert wesentlich für die Funktion des Gehirns und des Nervensystems; denn das Gehirn deckt seinen Bedarf an schnell verfügbarer Energie hauptsächlich über Glukose ab. Wer außerdem durch sein Umfeld und seine Ernährungsweise zu viele Chemikalien und Schwermetalle aufnimmt, riskiert, sein Nervensystem zu schädigen und degenerativen Veränderungen, wie beispielsweise der Alzheimerkrankheit, Vorschub zu leisten.

Wie können wir also herausfinden, welche die für uns optimale Ernährung ist? Indem wir die Ernährung an unsere Persönlichkeit und Bedürfnisse anpassen. Die Ayurveda-Ernährungslehre teilt die Menschen in verschiedene Typen *(Doshas)* ein: den Vata-Typ (Luft), den Pitta-Typ (Feuer) und den Kapha-Typ (Erde). Die meisten Menschen sind Mischtypen aus diesen drei Elementen.

Diese Einteilung ermöglicht uns herauszufinden, welche Nahrungsmittel gut für uns sind; denn diese sind ebenfalls den Typen zugeordnet. In der Fachliteratur, zum Beispiel in den Büchern von Gabriel Cousens, finden Sie Ernährungstabellen, die Ihnen eine Orientierung geben, was Sie vermeiden und was Sie bevorzugt essen sollten. Stellen Sie danach einen Ernährungsplan zusammen, der für Sie stimmig erscheint. Berücksichtigen Sie dabei Ihre Lebensführung, Ihren Charakter, Ihre Verdauung, Ihre aktuellen Lebensgewohnheiten, Ihre aktuelle gesundheitliche Verfassung und Ihre Ziele, die auch etwas über Ihr *Dosha* aussagen.

Reflexion über Ihre Ernährung

Nehmen Sie sich, bevor Sie sich einen Plan zusammenstellen, die Zeit, folgende Fragen zu beantworten:

- Was habe ich für eine Konstitution (die ayurvedische Typenbestimmung können Sie mittels eines Buches oder mithilfe eines Therapeuten durchführen)?
- Gibt es Ernährungsgewohnheiten, wie zum Beispiel schnelles Essen oder Überessen, die ich verändern möchte?
- Bin ich zufrieden mit der Menge an Nahrung, die ich zu mir nehme, oder möchte ich sie verändern?
- Entsprechen mein Körpergewicht und meine Körperform meinen Vorstellungen?
- Gibt es bestimmte Nahrungsmittel, die ich reduzieren möchte?
- Welche Nahrungsmittel sollte ich vermehrt zu mir nehmen?
- Wie sieht die Reduzierung bzw. vermehrte Aufnahme von Nahrungsmitteln konkret aus, wie setze ich sie um?
- Esse ich auch, wenn ich nicht hungrig bin, zum Beispiel aus Langeweile oder Stress?
- Ist Essen für mich manchmal eine Ersatzbefriedigung für andere unerfüllte Bedürfnisse?

- Welche Nahrungsmittel fördern meine Gesundheit und mein Wohlbefinden?
- Gibt es Nahrungsmittel, die mir besonders gut tun und mich glücklich machen?
- Woran merke ich das?
- Möchte ich durch meine Ernährung meine geistige und spirituelle Entwicklung fördern?
- Welche Ziele möchte ich erreichen, wenn ich meine Ernährung optimiere?

Nach der Beantwortung dieser Fragen können Sie sich zunächst einen Ernährungsplan für eine Woche zusammenstellen und nach jeder weiteren Woche dann kleine Veränderungen einbauen, um Ihre Ernährung schrittweise zu optimieren. Kleine Veränderungen haben oft die größte Wirkung und sind radikalen Ernährungsveränderungen, wie strikten Diäten, vorzuziehen. In meiner langjährigen Arbeit als Ernährungsberater ist mir bewusst geworden, dass es vielen Menschen schwerfällt, ihre Ernährungsgewohnheiten zu verändern. Seit ich in den Beratungen mit meinen Klienten kleine Teilziele ausarbeite, sind die Resultate deutlich erfolgreicher und vor allem auch nachhaltiger. Selbst so simple Tipps, wie weniger am Abend und mehr am Mittag zu essen, können helfen, in einem Monat mehrere Kilos zu verlieren. Bei Blähungen und Verstopfung können das bewusste Kauen und eine bewusstere Nahrungsauswahl die Beschwerden oft schnell lindern und sogar vollständig auflösen. Radikale Umstellungen, wie zum Beispiel auf hundertprozentige Rohkostnahrung, können dagegen körperliche und geistige Probleme verursachen, etwa wenn die Verdauungskraft geschwächt ist und der Geist noch nicht zu diesem Schritt bereit ist. Rohkostnahrung ist an sich für den menschlichen Körper ideal. Viele Menschen meinen, sie würden die Rohkost nicht vertragen, dabei ist es nur eine Trainingssache, die Verdauung so zu kräftigen, wie es ursprünglich vorgesehen ist. Bei vielen Menschen, die sich jahrelang sehr ungesund ernährt haben, führt Rohkost zu einer Erstverschlimmerung ihres Allgemeinbefindens. Die Umstellung des Stoffwechsels kann den Körper anfänglich schwächen; denn für die Entgiftung braucht der Körper Substanz und Zeit. In diesen Heilkrisen ist es besonders wichtig, nicht aufzugeben. Eine Gruppe Gleichgesinnter kann Ihnen da eine gute Unterstützung sein, damit Sie durchhalten und die unangenehmen Symptome, wie beispielsweise Müdigkeit, aushalten.

Mittel- und langfristig steigern Sie Ihre Lebensenergie und Ihre geistige Klarheit, wenn Sie Ihre Ernährungsgewohnheiten optimieren. Woran liegt das? Grüne Pflanzen nehmen durch den Vorgang der Photosynthese Sonnenlicht auf, verwandeln es in grüne Materie und geben darüber Licht an unseren Organismus ab. Grüne Smoothies zu sich zu nehmen ist also fast so, wie Sonnenlicht zu trinken. Eine der Erfinderinnen der grünen Smoothies, die bekannte russische Ernährungsberaterin Victoria Boutenko, hat in zahlreichen Versuchsgruppen festgestellt, wie grüne Smoothies unsere geistige Gesundheit wesentlich verbessern und sogar Krankheiten lindern und heilen können. Sie sind wahre Lichtspender und aktivieren das Licht des inneren Meisters in uns, das die Quelle aller uns erhaltenden Energie ist. Es ist sicher kein Zufall, dass viele außerordentliche Menschen wie Albert Einstein, Mahatma Gandhi, Greta Garbo, John Lennon – um nur einige Beispiel zu nennen –, sich vegetarisch ernährt haben. Eine vegetarische oder vegane Lebensweise fördert nicht nur unsere Gesundheit und die geistige Entwicklung, sie trägt auch zu einer harmonischen Umwelt bei und respektiert das Recht der Tiere auf ein würdiges Leben.

Falls es Sie stört, dass ich mich für eine vegetarische bzw. vegane Ernährungsweise ausspreche, schauen Sie genauer hin und finden Sie heraus, weshalb es Sie stört. Jeder Mensch entscheidet selbst, ob er sich fleischlos oder fleischarm ernährt oder nicht. Wenn Sie den Anteil an lebendiger, das heißt pflanzlicher Nahrung auf Ihrem Speiseplan erhöhen möchten, sprechen folgende Gründe dafür, mehr Rohkost in Ihre Ernährung zu integrieren:

- Sie werden mehr körperliche und geistige Energie haben.
- Sie werden mehr qualitativ hochwertige Nahrung zu sich nehmen und benötigen dadurch geringere Nahrungsmengen.
- Sie werden mehr natürlichen Geschmack in Ihrer Nahrung finden, ohne sich mit Gewürzen überzustimulieren.
- Sie werden weniger Zeit für die Nahrungszubereitung und auch für das anschließende Aufräumen benötigen.
- Sie werden Ihr Krebsrisiko senken, weil Sie die Anzahl freier Radikale durch Rohkost verringern.
- Sie sparen Kosten für Nahrungsergänzungsmittel, Arztrechnungen, Medikamente und Therapien.
- Sie werden voller Lebenskraft sein und sich vital fühlen.
- Sie werden weniger Schlaf benötigen und mehr Zeit für sich und andere haben.
- Ihr Immunsystem wird gestärkt, und Sie werden gegenüber Krankheiten widerstandsfähiger.
- Es wird Ihnen leicht fallen, Ihr Idealgewicht zu erreichen und zu halten.
- Sie werden reine Haut, leuchtende Augen und eine verjüngte Ausstrahlung haben.
- Sie werden gelassener und zufriedener sein.
- Sie werden mehr Lebensfreude ausstrahlen und andere damit anstecken.
- Ihre Sehkraft kann sich verbessern.
- Sie werden die Gewissheit haben, dass Ihre Art der Ernährung die Tiere und den Planeten Erde schützt und respektiert. So tragen Sie zur Reduzierung des Welthungers und der Klimaerwärmung bei.

Wirkungen lebendiger Nahrung auf den Körper und Konsequenzen auf der geistig-spirituellen Ebene

Ein hoher Anteil lebendiger, vitalstoffreicher Nahrung, die Ihrer Konstitution angepasst ist, hilft Ihrem Körper, sich effektiv zu entsäuern und zu entgiften. Die Zellen erneuern sich schneller, und der Körper erhält alle nötigen Nährstoffe, die er braucht, um sich gesund zu erhalten, widerstandsfähig zu sein und auf allen Ebenen optimal zu funktionieren. Lebendige Nahrung führt dem Körper vitale, dynamische Energie zu und lässt ihn strahlen.

Ihr Körper ist der wichtigste Tempel, den es für Sie gibt. Ist er sauber und gesund, fühlt es sich gut an, darin zu leben. Dieses Wohlgefühl hat auch tief gehende Auswirkungen auf Ihre geistige Ebene und Entwicklung. Durch die lebendige Ernährung werden Sie Ihre Intuition stärken und den Meister in sich einfacher wahrnehmen. Durch die Verbindung mit dem inneren Meister werden Sie immer klarer spüren, was Sie wirklich brauchen. Viele Menschen, die ich persönlich kenne, konnten bereits durch eine langjährige Rohkosternährung ihre geistige und spirituelle Entwicklung wesentlich fördern und ihr höchstes Potenzial in Gesundheit, Beziehungen und Beruf ausschöpfen.

Seit ich mich hauptsächlich von Rohkost ernähre, hat sich meine eigene Gesundheit enorm verbessert und ich fühle mich jünger als je zuvor. Ich benötige ein bis zwei Stunden weniger Schlaf pro Nacht und bin voller Lebensenergie. Meine Beziehung zu mir und zu meinen Mitmenschen konnte ich wesentlich vertiefen. Die geistige Klarheit und Frische hilft mir im Beruf, in einer Weise meine Ziele zu erreichen, die ich mir vorher nicht vorstellen konnte. Unter anderem durch diese Ernährungsform nehme ich die Verbindung zum Meister in mir bewusster wahr, vertraue der Weisheit in mir mehr und lasse mich von ihr führen. Durch die gesteigerte Klarheit erkenne ich schneller, wenn ich in ungesunde Denk- und Verhaltensmuster zurückfalle. Zu meiner Freude konnte ich viele Menschen inspirieren, ebenfalls ihre Ernährung zu optimieren. Wie sieht es mit Ihnen aus? Hier ein paar Hinweise, wie Sie den Rohkostanteil in Ihrer Ernährung erhöhen können und was Sie dabei beachten sollten:

- Essen darf nie ausschließlich ein mechanischer Akt zur Nahrungsaufnahme oder eine aufgezwungene Diät sein. Es sollte Ihnen Freude und Genuss bereiten. Deshalb ist es wichtig, Ernährungsumstellungen Schritt für Schritt in Ihrem eigenen Tempo und auf Ihre eigene Art durchzuführen. Seien Sie dabei umsichtig und liebevoll mit Ihrem Körper. Das Gefühl von Entzug und Verzicht sollte nicht aufkommen.

- Werden Sie sich darüber klar, wie Sie Ihre Ernährung umstellen wollen und welche Ziele Sie dabei erreichen möchten. Erstellen Sie sich einen Ernährungsplan. Falls Sie vermehrt auf Rohkost umsteigen möchten, hilft es, zunächst mit einer sieben- bis zehntägigen Fasten- und Entgiftungskur mit Darmeinläufen und vielen frischen, grünen Säften Ihren Körper zu entsäuern und zu entgiften. Mit einem sauberen Darm und Körper wird es Ihnen leichter fallen, Rohkost zu sich zu nehmen, und Ihre Verdauung kann diese Nahrung besser aufnehmen und verwerten. Das Fasten und Entgiften hilft Ihnen auch, alte, ungesunde Essgewohnheiten und Süchte hinter sich zu lassen und eine neue, gesunde Ernährungsweise erfolgreich umzusetzen. Sie werden begeistert sein von den Ergebnissen und davon, wie schnell Sie diese erzielen können.

- Reduzieren Sie schrittweise Nahrungsmittel wie Fleisch, Fisch, Zucker, Mehlprodukte, Milchprodukte, Kaffee, Alkohol und ersetzen Sie sie durch frisches, biologisch angebautes Obst und

Gemüse (möglichst regional), frische Gemüsesäfte, Sprossen, Nüsse, Samen, Wildkräuter, Meeresgemüse wie Algen, durch Spirulina, Blütenpollen und Gojibeeren.

- Achten Sie darauf, dass Sie täglich ausreichend sauberes, hoch schwingendes Wasser trinken.

- Sorgen Sie dafür, dass Sie sich täglich ausreichend bewegen. Yoga und Meditation können Sie bei der Optimierung Ihrer Ernährung unterstützen.

- Besuchen Sie einen Rohkostzubereitungskurs und erfahren Sie dort mehr über eine ausgewogene Ernährung. Sie lernen in einem solchen Kurs eine Vielzahl von köstlichen, gesunden Gerichten kennen, die ein Genuss für alle Sinne sind.

- Lassen Sie sich inspirieren von Menschen, die in Rohkost ihre optimale Ernährung gefunden haben. Lassen Sie sich nicht von den weitverbreiteten Vorurteilen beeinflussen, Rohkost sei nicht gesund und nichts für Sie. Probieren Sie es lieber eine Weile selbst aus und entscheiden Sie dann selbst, was für Sie stimmt.

Zusammengefasst und auf den Punkt gebracht: Essen Sie weniger Ungesundes und mehr Gesundes, dann werden und bleiben Sie ganzheitlich gesund. Ihre Ernährung zu optimieren, wird sich auf alle anderen Lebensbereiche auswirken. Ich wünsche Ihnen viel Erfolg und Freude dabei, zu entdecken, was für Sie die passende Ernährung ist.

Gesunde Bewegung

Gesunde Bewegung schenkt Lebensfreude.

Alle Menschen, die sich regelmäßig und gesund bewegen, wissen zu schätzen, wie viel Energie und Freude die Bewegung bringen kann. Wie das Zähneputzen ist die tägliche Bewegung beim Yoga und bei Spaziergängen für mich ein natürlicher Teil meines Tagesablaufs geworden. Einen Tag ohne diese zu verbringen, empfinde ich als schwierig, weil ich es so brauche und gewohnt bin. Disziplin ist dafür keine erforderlich. Viele meiner Yogaschüler, die ein von mir zusammengestelltes Yogaprogramm haben, üben dieses jeden Tag und können ebenso wenig darauf verzichten wie die Menschen, die täglich joggen oder andere Bewegungsformen ausführen. Bewegung fördert die Gesundheit und schenkt uns mehr Lebensqualität. Der Energieumsatz, der durch Bewegung gesteigert wird, hat einen wichtigen Einfluss auf die Gesundheit und die Fitness des ganzen Körpers, denn er hat Auswirkungen auf den Körperfettanteil (Bauchumfang), die Blutfette, den Blutdruck, die Knochendichte und die Insulinempfindlichkeit.

Mit zunehmendem Alter beginnt unsere Leistungsfähigkeit zu sinken und wir werden anfälliger für gesundheitliche Störungen und Krankheiten. Wie wissenschaftliche Untersuchungen der Weltgesundheitsorganisation zeigen, sinken die Verletzungsgefahr und das Risiko einer chronischen Krankheit deutlich, wenn ein Mensch sich regelmäßig bewegt. Auch bei vielen psychischen Störungen, wie etwa Depressionen, ist Bewegung wirksam und heilsam. „Wer rastet, der rostet", lautet eine weit verbreite Volksweisheit, die inzwischen auch wissenschaftlich nachgewiesen wurde. So fanden britische Wissenschaftler heraus, dass Berufstätige, die schon mit 55 Jahren oder früher in Rente gehen, nach ihrem 65. Lebensjahr eine um die Hälfte geringere Lebenserwartung haben als Gleichaltrige, die ihren Beruf erst nach dem 60. Lebensjahr aufgeben. Wer sich regelmäßig bewegt, erhöht seine Chance, im Alter noch fit zu sein. So läuft einer meiner Freunde in Thailand, ein Rohköstler, mit 65 Jahren noch Triathlons und verfügt über eine Fitness, von der viele Zwanzig- und Dreißigjährige träumen.

Bei übermäßiger sowie fehlerhafter Ausführung können wir uns durch Bewegung auch schaden, was sich wiederum in mannigfaltigen Problemen niederschlagen kann. In meiner Yogatherapiearbeit habe ich häufig mit davon Betroffenen zu tun. Auch im Yoga gibt es die weitverbreitete Tendenz, beim Bewegen über das gesunde Maß hinauszugehen und den Körper damit langfristig zu schädigen. Angesichts der Tatsache, dass Yoga der Gesundheit dienen soll, ist dies besonders bedauerlich. Oft liegt es an der Unwissenheit der Betroffenen, manchmal ist aber auch schlichte Ignoranz des eigenen Körpers im Spiel, weil das Ego seine Bestätigungssucht befriedigen will. Manchen Menschen bereitet es sogar Freude, sich selber mit Bewegung Schmerzen zuzufügen. Es ist also wichtig, sich achtsam zu bewegen, um die optimalen Wirkungen für Körper und Geist zu erzielen. Wenn wir uns regelmäßig überanstrengen, wird das die körperliche Übersäuerung fördern und das Immunsystem schwächen. Deshalb erkranken zum Beispiel viele Leistungssportler an Pfeifferschem Drüsenfieber, das durch Erschöpfung ausgelöst werden kann.

Wenn Sie sich also mehr bewegen möchten, sollten Sie Ihre Aktivitäten – ähnlich wie bei der Ernährungsumstellung – schrittweise aufbauen. Sich regelmäßig zwanzig Minuten lang zu bewegen, ist wirksamer, als nur einmal eine Stunde am Stück. Vielen Menschen hilft die regelmäßige Bewegung dabei, Spannung abzubauen und neue Kraft zu finden. Durch die zunehmende Sitzkultur bei der Arbeit und in der Freizeit leiden viele Menschen unter Bewegungsmangel. Wer täglich acht Stunden sitzt und keinen Ausgleich über Bewegung schafft, fühlt sich sehr wahrscheinlich verspannt und erschöpft. Bewegung fördert die Regeneration, während mangelnde Bewegung die Degeneration fördert. In der Rehabilitation wird der Patient heute viel früher zur Bewegung aufgefordert, sodass die Schonzeit im Vergleich zu früher wesentlich verringert wurde.

Neben dem richtigen Maß und der individuellen Anpassung ist die anatomisch korrekte Ausführung wesentlich, um mit Bewegung positive Wirkungen zu erzielen. Ungesunde Bewegungsmuster sind in allen Bewegungsarten weitverbreitet. Es erfordert Bereitschaft und regelmäßige Übung, um gesunde Bewegungsmuster zu erlernen und ungesunde aufzulösen. Ein Trainer kann Ihnen helfen, Ihre Bewegungsabläufe und -zeiten zu verbessern. Wie in der Ernährung, bedarf es einer klaren Zielsetzung und einer bewussten inneren Haltung der Achtsamkeit. Die Bedürfnisse des Körpers nach Bewegung wahrzunehmen erfordert unsere Bereitschaft, hinzuspüren und darauf einzugehen. Damit fördern wir sowohl unsere körperliche, als auch die geistige Einheit. „Wer sich nicht ehrt, lebt verkehrt“ kann man sich in Abwandlung einer bekannten Redensart hier merken.

Reflexion über Bewegung

Kommen wir zu ein paar Reflexionsfragen zum Thema Bewegung:

- Wie sieht es mit Bewegung in meinem Leben aus?
- Wie oft bewege ich mich in der Woche?
- Gelingt es mir, durch die Bewegung gesunde Wirkungen zu erzielen?

- Welche Bewegungsarten tun mir besonders gut?
- Welche innere Haltung beobachte ich dabei?
- Führe ich meine Bewegungen anatomisch korrekt aus und respektiere ich meine Grenzen?
- Gibt es Gründe, die mich manchmal von der regelmäßigen Bewegung abhalten?
- Wenn ja, wie könnte ich diese Hindernisse abbauen?
- Welche Ziele möchte ich durch Bewegung erreichen?
- Wie würde ein optimaler Wochenplan für die verschiedenen Bewegungsformen aussehen, die ich ausübe?
- Welche Mittel und Methoden könnten meine Regelmäßigkeit und Disziplin hier fördern?

Viele sportliche Bewegungsarten wie Joggen, Radfahren, Rudern, Surfen, Fußball, Krafttraining, Golf und Tennis können durch die einseitige Belastung körperliche Verspannungen und Beschwerden hervorrufen. Es ist wichtig, sich abwechslungsreich zu bewegen und einseitige Bewegungen, wie zum Beispiel beim Joggen, durch Dehnen oder Yoga auszugleichen. Dabei sollte das Gleichgewicht von Kraft und Flexibilität erreicht und gehalten werden. Durch sehr kraftvolle Bewegungen können sich die Muskeln verkürzen, was die Verspannung und Verletzungsgefahr erhöht. Durch Bewegungsformen, bei denen sehr viel gedehnt wird, können die Muskeln dagegen überdehnt werden, was zu Instabilität und erhöhter Verletzungsgefahr führen kann. Für eine optimale Gesundheit ist es bei der Bewegung wie bei der Ernährung wesentlich, eine Balance zwischen Kraft und Flexibilität zu erreichen. Bei den meisten Männern mangelt es an der Beweglichkeit und bei vielen Frauen an der Kraft. Außerdem gibt es viele Menschen, die weder über genügend Kraft noch über ausreichend Flexibilität verfügen, weil sie sich insgesamt zu wenig bewegen.

Bewegungsarmut führt zur Trägheit der Verdauung und der Psyche. Sie ist die Ursache vieler körperlicher und psychischer Beschwerden. Um die besten Wirkungen zu erreichen, sollten Sie darauf achten, die Bewegung an sich anzupassen. Berücksichtigen Sie dabei Ihr Alter, Ihre berufliche Tätigkeit, Ihren Lebensstil, Ihr Maß an Disziplin sowie Ihre momentane körperliche Fitness. Regelmäßige Bewegungseinheiten von zwanzig bis dreißig Minuten pro Tag werden Ihnen mehr nützen, als einmal pro Woche ein stündliches Training. Ganz wesentlich ist auch Ihre innere Haltung, also die Einstellung, mit der Sie Bewegungen ausführen. Achten Sie dabei auf folgende Punkte:

- Ihre Ziele sollten klar und Ihren Möglichkeiten angepasst sein.
- Respektieren Sie Ihre körperlichen Grenzen.
- Bewegen Sie sich mit Leichtigkeit und vergessen Sie dabei nicht zu lächeln.
- Achten Sie auf Ihre jeweilige Tagesverfassung und Ihre Befindlichkeit.
- Konzentrieren Sie sich während der Bewegung auf eine gesunde Haltung.
- Achten Sie beim Bewegen darauf, dass Sie die Atmung in den Bewegungsablauf integrieren und vertiefen.
- Seien Sie geduldig und bauen Sie Ihre Fortschritte schrittweise auf.
- Überwinden Sie Ihre Trägheit und Ihre Grenzen, ohne sich dabei zu überfordern.
- Bleiben Sie locker und üben Sie, positiv zu bleiben, wenn es anstrengend wird.
- Haben Sie Freude und Spaß an der Bewegung.
- Erinnern Sie sich: Bewegung tut Ihnen gut und ist eine Form der Selbstachtung.

- Bringen Sie abwechslungsreiche Bewegungen in Ihr Leben und probieren Sie auch Neues aus.

Wenn Sie sich achtsam bewegen, erhöhen Sie damit Ihr geistiges Wohlbefinden und Ihre geistige Klarheit. Vielen Menschen gelingt es nur durch Bewegung, abzuschalten und geistige Ruhe zu erfahren. Durch die psychische Entspannung beim Bewegen können Sie Altes loslassen und sich wieder auf den gegenwärtigen Moment konzentrieren. Das bringt Energie und fördert Ihre Lebensfreude und die Bereitschaft, offen für Neues zu sein. Bewegung regt auch Ihren Geist und Ihre Kreativität an. Sie kann neue Ideen hervorbringen und Ihre positiven Gedanken stärken. Wie neue wissenschaftliche Studien in der Hirnforschung zeigen, fördert abwechslungsreiche Bewegung auch die Vernetzung der Nervenzellen untereinander und damit Ihre Intelligenz. So bleiben Sie sowohl geistig als auch körperlich jung und fit. Und da Bewegung verjüngend wirken kann, ist es auch nie zu spät, damit anzufangen. Selbst bei Menschen über siebzig konnte ich im Yogaunterricht bemerkenswerte Fortschritte in der Beweglichkeit und Kraft beobachten. Es gibt einige Menschen, die schon seit mehr als fünfzehn Jahren zu mir in den Yogaunterricht kommen, weil sie den Wert regelmäßiger Bewegung erkannt haben.

Ein gesunder Körper schenkt uns Lebensqualität und fördert unsere Lebensenergie. Ganzheitliche Gesundheit erleichtert uns die Verbindung zum Meister in uns. Durch diese Beziehung wird es wiederum einfacher sein, die nötige Disziplin zu finden, um uns regelmäßig und achtsam zu bewegen und dabei unseren Körper zu respektieren und Sorge für ihn zu tragen. Sind Sie bereit, mehr gesunde Bewegung in Ihr Leben zu bringen? Dann beginnen Sie gleich heute damit. Ich wünsche Ihnen viel Freude bei der Bewegung und der Entdeckung Ihres wunderbaren Körpers.

Kraft und Magie der Atmung

Der ruhige Atem schenkt Ruhe.

Der langsame Atem schenkt Entspannung.

Der tiefe Atem schenkt Energie.

Der gefühlvolle Atem schenkt Mitgefühl.

Der sanfte Atem schenkt Sanftmut.

Der friedliche Atem schenkt Frieden.

Der hingebungsvolle Atem schenkt Hingabe.

Der stille Atem schenkt Stille und offenbart den inneren Meister in Ihnen.

Atmen ist Leben. Der Atem ist der Schlüssel zu körperlicher und geistiger Gesundheit. Die Wahrnehmung Ihres Atems führt Sie in die Achtsamkeit und verbindet Sie mit dem Beobachter in sich. Ein ruhiger Atem schenkt Ihnen einen ruhigen Geist, und ein langer Atem kann Ihnen ein langes Leben schenken. Der Einatem bringt Sauerstoff, und durch das Ausatmen scheiden wir Kohlendioxid aus. Das Atmen wirkt auf alle körperlichen Systeme und beeinflusst unser emotionales und mentales Wohlbefinden. Wenn wir bewusst langsam einatmen, nehmen wir mehr Lebensenergie *(Prana)* auf, und wenn wir langsam ausatmen, entgiften wir uns und bringen unseren Säure-Basen-Haushalt ins Gleichgewicht.

Viele Menschen atmen kurz und oberflächlich und haben dadurch einen chronischen Sauerstoffmangel. Die weitverbreitete chronische Müdigkeit, unter der viele Menschen leiden, hat oft mit einer flachen Atmung zu tun. Die mangelhafte Atmung verursacht eine Stauung des Kohlendioxids im Blut und fördert die Übersäuerung und Verspannung im Körper. Die Atmung wird vom vegetativen Nervensystem gesteuert, weshalb geistiges Wohlbefinden eng mit der Atemqualität verbunden ist. Wenn wir die Nerven verlieren, vergessen wir oft auch, richtig zu atmen. Bei starken Emotionen und in spannungsgeladenen Situationen hilft es uns, tief durchzuatmen, weil es uns beruhigt und uns vor schädlichen Verhaltensweisen bewahrt. Anstatt uns aufzuregen, wenn wir eine unangenehme Situation erleben, können wir uns daran erinnern, tief durchzuatmen. Das habe ich mir zur Gewohnheit gemacht, und es hat mir in vielen Situationen schon geholfen, gelassen zu bleiben und ein Verhalten zu wählen, das für andere und für mich hilfreich ist.

Auch schlechte Luftqualität, Stress und mangelhafte Bewegung können die Sauerstoffaufnahme sowie die Lungenfunktion erheblich einschränken. Asthmatikern fällt es schwer, auszuatmen und loszulassen, und sie haben Schwierigkeiten, anschließend durch die Einatmung genügend Luft zu bekommen. Psychische Ursachen, wie unterdrückte Gefühle und Traurigkeit, können ebenso wie Umwelteinflüsse Asthmaanfälle auslösen. Es gibt verschiedene Grade von Asthmaerkrankungen, die sogar lebensbedrohlich sein können, weil Betroffene durch einen Asthmaanfall von dem wichtigsten Energiespender, dem Sauerstoff, abgeschnitten sind. Ein Mensch kann in der Regel nicht länger als fünf bis sechs Minuten ohne Sauerstoff überleben. Atemübungen können bei vielen chronischen Krankheiten, wie Bluthochruck, Diabetes, Schlafstörungen, Burnout-Syndrom, Depressionen, Verstopfung und Asthma, hilfreich sein.

Das Zwerchfell reguliert die Atmung und regt die inneren Organe durch eine innere Massage an. Dadurch werden die verschiedenen Verdauungsorgane stimuliert und die Ausscheidung gefördert. Das Zwerchfell kann sich durch einseitiges Training oder langes Verweilen in Sitzhaltungen verspannen. In Sitzhaltungen nehmen wir pro Minute ungefähr sieben Liter Atemluft auf, während es beim Joggen bis zu vierzig Liter sein können. Durch intensive, tägliche Bewegung und Atemübungen (ab fünfzehn Minuten) erhalten wir uns körperlich und geistig fit. Für unsere Gesundheit ist es hilfreich, bewusst in das Zwerchfell und den Bauchbereich zu atmen, was sehr entspannend wirkt. Menschen die sich innerlich verschließen, fällt wiederum die Brust- und Rippenatmung schwer. Aber das Potenzial, die Atmung zu trainieren, ist enorm. Auf den Philippinen gibt es Perlentaucher, die bis zu fünf Minuten ihren Atem anhalten können und dabei ohne Sauerstoff unter Wasser bleiben. Die bewusste Brust- und Rippeneinatmung wirkt stimulierend und zentrierend, während die bewusste Ausatmung die Beruhigung und Entspannung fördert.

Die zahlreichen Atemtechniken aus den verschiedenen Traditionen, wie Yoga, buddhistische Meditationstechniken Tai Chi und Qigong, helfen, unsere Gesundheit wesentlich zu verbessern. Sie aktivieren die Heilkräfte, indem sie die gesamten Körpersysteme positiv beeinflussen und dadurch die Homöostase (Selbstregulation) anregen. Zudem kann bewusstes Atmen das Bewusstsein erweitern und uns darin unterstützen, tiefe Meditation und Einsicht zu erfahren. Die meisten Menschen atmen sehr oberflächlich, was durch Atemtechniken jedoch grundlegend verändert werden kann. Im Yoga nennt man die Wissenschaft über die Atmung *Pranayama.* Die Anleitungen des *Pranayama,* abgeleitet aus den Sanskrit-Wörtern *Prana* für Lebensenergie und *Yama* für Kontrolle, beschreiben verschiedene Atemtechniken, die Körper und Geist positiv beeinflussen. Selbst die reine Beobachtung der Atmung, wie sie in den verschiedenen buddhistischen Systemen gelehrt wird, hat eine tief gehende Wirkung auf Körper und Geist.

Der Atem spiegelt Ihnen Ihren momentanen Zustand auf eindrückliche Weise. Wenn Sie vermehrt auf ihn achten, fördert das Ihre gesamte Achtsamkeit und Bewusstheit. Eine sehr effektive Atemübung aus dem Yoga ist die Kehlatmung (in Sanskrit: *Ujjayi;* wird „Udschai“ ausgesprochen). Diese Technik kann den Atem verlängern und ausdehnen. Sie vergrößert das Atemvolumen, stärkt die Lungenkapazität, gleicht den Säure-Basen-Haushalt aus, regt die Verdauung und Ausscheidung an, steigert die Konzentration und die geistige Klarheit, kann je nach Ausführung der Technik beruhigen oder energetisieren und verbindet uns mit dem Meister in uns. Bei hohem Blutdruck, Herzbeschwerden, Migräne und Asthma sollte diese Technik nur unter Aufsicht eines Yogatherapeuten praktiziert werden.

Atemübung zur Tiefenentspannung

- Legen Sie sich auf den Rücken. Falls Sie Beschwerden im unteren Rücken haben, stellen Sie beide Füße hüftbreit nahe dem Becken auf.
- Geben Sie nun mit geöffnetem Mund einen Ha-Laut von sich und wiederholen Sie diesen mehrmals. Schließen Sie dann den Mund und erzeugen Sie den Ha-Laut, indem Sie die Kehle etwas verengen, sodass Sie (nur) ein Atemgeräusch hören können. Führen Sie dies sanft aus, und vermeiden Sie das Pressen der Atmung. Anfänglich ist es vielleicht etwas ungewohnt, doch mit ein wenig Übung wird die Kehlatmung Ihnen ganz leicht fallen. Lenken Sie nun Ihre Aufmerksamkeit zum Bauchbereich.
- Verlängern Sie den Ausatem bewusst, indem Sie die Sekunden bei der Ausatmung im Geist zählen. Die Einatmung lassen Sie frei fließen, ohne zu zählen und ohne sie zu verlängern. Steigern Sie langsam

und schrittweise die Ausatmung. Achten Sie auf das Atemgeräusch in der Kehle, das sich sanft und fein anhören sollte. Respektieren Sie Ihre Grenze und steigern Sie die Länge der Ausatmung nur so lange, wie Sie sich wohl dabei fühlen. Sie atmen, zählen und beobachten gleichzeitig die Atembewegung im Bauchbereich. Diese Form der Achtsamkeit fördert die Einheit von Körper, Atem und Geist. Diese Technik verbindet uns gleichzeitig mit dem Meister in uns, der sich in Form der Einheit manifestieren kann. Führen Sie die Übung mindestens fünf bis fünfzehn Minuten lang durch, und zählen Sie dabei jede Ausatmung. Üben Sie, andauernd fokussiert zu bleiben.

Am Ende der Übung lassen Sie den Atem ohne die Kehlatmung natürlich fließen und beobachten die Wirkung auf Körper und Geist. Diese Übung fördert Ihre Entspannung und ist Balsam für Ihr Nervensystem. Sie eignet sich besonders bei Erschöpfung nach einem anstrengenden Tag und sollte am besten gegen Abend durchgeführt werden.

Atemübung zur Stimulierung des Körpers und Zentrierung des Geistes

- Setzen Sie sich mit gekreuzten Beinen auf den Boden. Damit das Becken und die Wirbelsäule optimal aufgerichtet sind, ist es von Vorteil, wenn Sie sich auf ein Sitzkissen oder eine gefaltete Wolldecke setzen. Falls es für Sie schwierig ist, auf dem Boden zu sitzen, können Sie sich stattdessen auf einen Stuhl setzen.
- Beginnen Sie nun mit der Kehlatmung einen sanften Halston zu erzeugen, während Sie beim Einatmen gleichzeitig von der Brust in den Bauch atmen. Zählen Sie im Geist die Länge der Einatmung und lassen Sie den Ausatem frei fließen. Beachten Sie dabei, dass Sie die Länge der Einatmung langsam steigern, und vermeiden Sie jede Form des Pressens. Lassen Sie sich mindestens zehn bis fünfzehn

Minuten Zeit dafür und öffnen Sie sich für die belebende Wirkung der Sauerstoffaufnahme.

- Diese Technik fördert Ihre Lebensenergie *(Prana)* und zentriert Ihren Geist. Diese Übung ist sehr wirksam, wenn Sie Energie und Klarheit benötigen. Sie eignet sich besonders am Morgen. Am späteren Abend sollte sie hingegen nicht durchgeführt werden, weil sie anregend wirkt und Sie am Einschlafen hindern könnte. Um die Übung zu abzuschließen, beenden Sie die Kehlatmung und beobachten während ein paar Atemzügen, wie Sie jetzt Ihren Energielevel und Ihre Aufmerksamkeit wahrnehmen.

Am effektivsten ist es, während des Tages die Atmung immer wieder bewusst wahrzunehmen und sie gleichzeitig zu vertiefen. Wenn wir uns öfter an die Atmung erinnern würden, könnten wir unser Potenzial in allen Lebensbereichen besser ausschöpfen. Gerade in traumatischen Situationen und beim erneuten Durchleben dieser Situationen kann der Atem wahre Wunder bewirken. Er löst Gefühle und Erinnerungen, die tief im Unterbewusstsein sitzen, und führt uns in die Gegenwärtigkeit. Durch Atemübungen konnten viele meiner Yogaschüler schon Themen lösen, die selbst durch jahrelange Therapien nicht geklärt worden waren.

Im Atmen steckt eine große Magie der Heilkraft und Reinigung des Geistes. Schließlich kommt der Atem von der universalen Quelle, aus der wir unser Leben schöpfen. Es atmet mich – ganz von allein. Je mehr ich mich dem hingeben kann, desto schneller kehre ich zur Quelle zurück. Der Atem ist ein Zauberschlüssel, der uns manche Türen öffnet, die uns vermeintlich verschlossen sind. Nutzen Sie ihn, so oft Sie können, und erleben Sie die Magie der Atmung. Es wird Ihr Leben in vielerlei Hinsicht bereichern.

Erfüllende und glückliche Beziehungen

Je mehr Sie mit dem inneren Meister verbunden sind, desto mehr werden Sie sich und andere bedingungslos lieben und erfüllende Beziehungen erleben.

Wenn du die Liebe von Leidenschaft und Anbindung befreist, wenn deine Liebe rein ist, unschuldig, formlos, wenn du in Liebe gibst, ohne zu fordern, wenn Liebe nur ein Geben ist, ein Kaiser, kein Bettler, wenn du glücklich bist, weil jemand deine Liebe angenommen hat und keinen Handel damit treibt, nichts zurück fordert, dann befreist du diesen Vogel der Liebe in den offenen Himmel hinein. Dann stärkst du seine Flügel. Dann kann dieser Vogel in die Unendlichkeit fliegen.

OSHO

Alles ist Beziehung und alles ist miteinander verbunden. Liebe ist die Kraft, die alles miteinander verbindet. Wir sind mit den Tieren, der Natur und der Umwelt in vielerlei Hinsicht verbunden, wie wir beispielhaft an der Klimaveränderung beobachten können. Die moderne Quantenphysik belegt ebenfalls die alte Weisheit, dass alles eins und miteinander verbunden ist. All-einsein bedeutet, mit allem in Einheit zu sein.

Erfüllende Beziehung zu sich selbst

Die wohl wichtigste Beziehung ist die Beziehung zu sich selbst. Sie ist die Basis und sie bestimmt, wie wir uns auf andere beziehen. Wer sich selbst respektiert, kann auch andere respektieren. Wer sich selbst liebt, kann auch seinen Nächsten lieben. Umgekehrt gilt das natürlich auch. Wir können nicht erwarten, dass

Menschen, die sich selber nicht respektieren, andere Menschen respektieren können. Es lohnt sich also, bei sich selbst hinzuschauen und herauszufinden, welche Beziehung wir zu uns haben. Dafür sind wir alle selbst verantwortlich.

Reflexion über die Beziehung mit uns selbst

Beginnen wir damit, unsere Beziehung zu uns selbst zu reflektieren:

- Was für einen Gesichtsausdruck habe ich, wenn ich in den Spiegel schaue?
- Wie nehme ich mich selbst wahr, und welche Meinung habe ich über mich?
- Wie ist meine Beziehung zu meinem Körper?
- Was tue ich für meine Gesundheit?
- Was tue ich für mein geistiges Wohlbefinden?
- Erfülle ich mir meine Bedürfnisse und Wünsche?
- Fühle ich mich zufrieden und glücklich, wenn ich allein bin?
- Bin ich in Harmonie und Frieden mit mir?
- Gibt es etwas, das mich zurzeit belastet und das ich loslassen möchte?
- Welcher Bereich hat in meiner Eigenbeziehung zurzeit Priorität?
- Kann ich mir verzeihen für vergangene Fehler, die ich gemacht habe?
- Kann ich meine Schwächen akzeptieren?
- Wie groß sind mein Selbstvertrauen und mein Selbstbewusstsein?
- Gelingt es mir, meine Stärken erfolgreich im Leben anzuwenden?
- Liebe ich mich so, wie ich bin?
- Falls nicht, was hindert mich daran, mich zu lieben?
- Gehe ich großzügig und liebevoll mit mir um?
- Habe ich Spaß und Freude an mir?
- Gelingt es mir, über mich selbst zu lachen?
- Kann ich über meinen Schatten springen?
- Habe ich den Mut, authentisch zu leben?
- Bin ich mir treu und ehrlich zu mir?

- Bin ich mir ein guter Freund und Partner?
- Bin ich bereit, die Herausforderungen des Lebens anzunehmen und daran zu wachsen?
- Welche Qualitäten können mir helfen, meine Beziehung zu mir und meine Selbstliebe zu vertiefen?
- Wie tief ist meine Verbindung und Hingabe zum inneren Meister, der höchsten Kraft?

Wenn Sie sich Zeit nehmen, diese Fragen schriftlich zu beantworten, sind Sie bereits auf dem Weg, die Beziehung zu sich selbst zu vertiefen. Dabei können Sie erkennen, wie Sie mit sich umgehen und welche Aspekte Ihre Aufmerksamkeit benötigen.

Die wohl größte Kraft, die Liebe, ist als Essenz und Quelle in Ihnen. In zahlreichen Experimenten wurde nachgewiesen, dass Babys besser gedeihen, wenn sie körperliche Berührung und Zuwendung erfahren. Mangelnde Liebe und Widrigkeiten prägen das Nerven- und Hormonsystem schon in jungen Jahren und können unsere geistige und körperliche Gesundheit bis ins Erwachsenenalter beeinträchtigen. Erfahren wir schon im Mutterleib, während und nach der Geburt das Gefühl des Willkommenseins und der bedingungslosen Mutter- und Vaterliebe, stärkt dies unser biochemisches System und unser Nervensystem dafür, mit den Herausforderungen des Lebens optimal umzugehen. Ebenso kann die Ursache für Depressionen und Selbstmordgedanken schon in frühester Kindheit liegen. Es ist heute in zahlreichen Berichten dokumentiert, dass Kinder, die ihre Gefühle nicht zulassen dürfen, im Erwachsenenalter anfälliger sind für psychische Störungen und Krankheiten. In der Psychotherapie gibt es Therapieformen, durch die Erwachsene und Kinder den Zugang zu tiefen Gefühlen und Prägungen erhalten. Dadurch können sie ganzheitliche Heilung erfahren.

Sich wieder zu fühlen und zu spüren sind wesentliche Faktoren, um die Blockaden in sich wahrzunehmen und aufzulösen. Selbstredend haben nicht alle Menschen gleich viel Liebe in der Kindheit erfahren und bringen deshalb unterschiedliche Grundvoraussetzungen für das Leben mit. Bildung und Wohlstand allein schaffen keine optimalen Voraussetzungen, damit sich ein Kind gesund entwickelt. Unseren Eltern Vorwürfe zu machen, bringt außer Schuldgefühlen allerdings nichts. Sie haben uns das gegeben, was sie konnten – nicht mehr und nicht weniger. Wenn unsere Eltern die Kunst der Liebe nicht beherrscht haben, können wir lernen, dafür liebevoll Verständnis zu entwickeln. Da es an dieser Stelle des Buches jedoch um Sie geht und um Ihre Verantwortung, sich zu lieben, fragen Sie sich: Wer kann Sie davon abhalten, sich selbst bedingungslos zu lieben? Wer kann Sie davon abhalten, einen anderen Menschen zu lieben?

Es gibt unendliche viele Formen und Möglichkeiten, durch die sich Liebe offenbaren kann. Die Liebe zu Ihren Eltern, Ihren Kindern, Ihren Freunden, der Natur, zu den Tieren unterscheidet sich voneinander, obwohl die Essenz immer die gleiche ist: Herzenswärme und Wohlwollen. Liebe kann sich in unendlich vielen Formen, durch Stille, Berührung, gesprochene Worte, Text, Musik und vieles mehr, offenbaren. Wenn Sie offen sind für die Liebe, können Sie sie überall sehen: in einem Schmetterling, der gerade davonflattert, oder im Lächeln eines Kindes. Je liebevoller Sie mit sich sind, desto mehr Liebe werden Sie anderen schenken können.

Viele Menschen denken beim Wort Liebe sofort an ein Gegenüber. Um Liebe zu erfahren, brauchen Sie jedoch niemanden. Liebe können Sie als Mönch, Nonne, Single, Ehegatte oder Geschiedener erfahren. Nachdem ich verschiedene Lebensformen selbst erfahren habe, nämlich als Mönch (für sechs Monate), Single, Partner, Ehemann und geschiedener Ehemann, weiß ich, dass die Liebe und das Glück nicht von der äußeren Form abhängig sind. Gerade im Alleinsein können wir lernen, tiefe Liebe in uns wahrzunehmen und sie uns selbst zu geben. So hat Gautama Buddha in einem seiner wichtigsten Sutras gesagt: „Liebe dich selbst." In der christlichen Tradition sind wir mit dem Ausspruch von Jesus: „Liebe deinen Nächsten wie dich selbst!" aufgewachsen. Dabei stellt sich die Frage, ob wir den Nächsten lieben können, wenn wir uns selber nicht lieben.

Das All-ein-sein schafft die Voraussetzung, die Liebe in allem zu fühlen und zu sehen. Liebe können wir nicht machen, da sie schon gemacht ist. Sie ist da, unabhängig von der Zeit und den Umständen. Wir können uns dafür öffnen, so wie wir die Hände beim Waschen öffnen. Wahre Liebe ist Empfangen und Geben, ohne zu erwarten. Sie ist nicht an Vorlieben gebunden wie: „Ich liebe dich, wenn du meine Bedingungen erfüllst." Sie ist unabhängig von jeglichen Vorstellungen und den Konditionierungen aller Glaubenssysteme. Sie ist die Essenz aller Religionen und zugleich frei von jeglichem Dogma und jeglicher Engstirnigkeit. Liebe heilt und verbindet uns mit der Quelle in uns. Sie ist unbeschreibbar, unendlich, ewig und frei. Reine Liebe stellt keine Bedingungen, Forderungen oder Besitzansprüche und ist frei von Eifersucht. Auf der höchsten Stufe ist Liebe bedingungslos und absichtslos. In der Mutterliebe und Vaterliebe ist es uns am ehesten möglich, die reine Form von bedingungsloser Liebe zu erfahren. Da ich selbst Vater von zwei Kindern bin, habe ich diese Form der Liebe dankbar erlebt. Sie ist eine Bereicherung meines Lebens und die Glücksgefühle nach der Geburt meiner Kinder werde ich nie vergessen. Liebe schenkt uns das Leben.

Partnerschaft und glückliche Beziehungen

Auch wenn es uns schwerfällt, bedingungslos zu lieben, weil unser Ego dem immer wieder im Weg steht, können wir doch lernen, in der Liebe zu wachsen. Für dieses Wachstum eignet sich eine langjährige Partnerschaft. Die Ehe, die einmal als einzige Form der Partnerschaft akzeptiert wurde, hat sich inzwischen um verschiedene Beziehungsformen erweitert. In einigen dafür aufgeschlossenen Ländern schließt dies auch gleichgeschlechtliche Beziehungen mit ein. Liebe ist schließlich eine verbindende und keine ausschließende Kraft, auch wenn noch so manche religiöse und politische Führer dies nicht wahrhaben wollen.

Gerade in einer Partnerschaft lernen wir, uns in der Liebe zu spiegeln und den anderen so zu lieben, wie er ist. In der Anfangsphase, in der die Anziehung sehr groß ist, erfreuen wir uns widerstandslos an all den wunderbaren Eigenschaften, die wir am anderen entdecken. Oft sind es sogar die Gegensätze, die aufregende Spannung und angenehmes Kribbeln erzeugen. Hormone spielen in dieser Verliebtheitsphase eine wesentliche Rolle. Es wird vermehrt Dopamin ausgeschüttet, was uns euphorisch macht. Adrenalin sorgt dafür, dass wir aufgeregt sind, wenn wir unserer neuen Liebe begegnen, und Testosteron steigert unsere sexuelle Lust und das Begehren. „Liebe macht blind", sagt ein bekanntes Sprichwort, das auf die Verliebtheit tatsächlich zutrifft. So wird die Ratio bei Verliebten geradezu ausgeschaltet, und das Gehirn zeigt in bestimmten Bereichen weniger Aktivität. Vor allem der Bereich im Gehirn, der für die Unterscheidung zuständig ist, ist weniger aktiv. Das zeigt sich darin, dass wir vom anderen schwärmen, als hätten wir einen Engel kennengelernt. Wie wir alle wissen, kann sich dieser Engel in der Ernüchterungsphase, wenn die Hormone auf das Normalmaß abflauen, in einen bösartigen Drachen oder zumindest in ein reichlich unscheinbares, von menschlichen Schwächen nicht verschontes Wesen verwandeln.

Vor allem in dieser Phase einer Partnerschaft können wir uns daran erinnern, dass die Liebe in uns ist und wir sie teilen können, indem wir Gemeinsamkeiten miteinander teilen. Anstatt den anderen meinen Erwartungen, Bedürfnissen und Vorlieben anpassen zu wollen, kann ich erkennen, ob ich wirklich Liebe teilen möchte. Oft ist es so, dass beide in eine Vorstellung vom anderen verliebt gewesen sind und dann enttäuscht sind, wenn der andere diese Erwartungen nicht erfüllt. Sobald wir aus diesem Traum erwachen, fällt die Täuschung auf. In dieser Phase der Ernüchterung zeigt sich, ob beide Wege finden zu lieben, indem sie den anderen so annehmen, wie er ist, und bereit sind, sich tiefer auf sich und den anderen einzulassen. Jetzt öffnet sich die Chance, einander tiefer zu begegnen und sich gegenseitig zu ergänzen, statt sich an den Unterschieden aufzureiben. Schließlich waren es am Anfang genau diese Gegensätze, die uns angezogen haben. In dieser Ergänzungsphase können wir lernen, großzügig und bedingungslos zu lieben. Wir können lernen, einander zu geben, was wir brauchen, um glücklich und zufrieden zu sein, und dieses selbst auch anzunehmen. Dabei sollten wir erkennen, dass der andere nicht in erster Linie dazu da ist, um meine Bedürfnisse und Erwartungen zu erfüllen. Jede Form von Beziehung eignet sich nämlich dafür, die eigenen Schattenseiten zu erkennen. Meistens findet unser Gegenüber schnell die Triggerpunkte und drückt regelmäßig darauf. Das empfinden wir als höchst unangenehm, es bietet uns jedoch die Chance, gemeinsam einen positiven Umgang mit den offenbarten Schwächen zu finden.

In dieser Phase der Reibung und Auseinandersetzung suchen viele einen Ausweg, indem sie die Beziehung beenden und sich einen neuen „Engel“ suchen. Früher war es nicht so einfach, aus einer Ehe auszusteigen, und auch heute gibt es noch viele Länder, in denen das schwierig ist. Doch gerade die Reibungsphase bietet uns die größte Wachstumschance für Bewusstheit und wahre Liebe. In dieser Phase können wir erkennen, dass die meisten Partnerschaftsprobleme in uns selbst liegen und damit auch die Lösung bei uns liegt. Der Partner spiegelt uns die eigenen Fehler und dadurch erkennen wir, was uns fehlt. Wir können einander helfen, das Fehlende zu finden und ganzheitlicher zu werden. Öffnen wir uns, können wir uns selbst und dem Gegenüber intimer begegnen. Langjährige Beziehungen vertiefen die Intimität und wandeln egoistisch gefärbte Liebe in reine, bedingungslose Liebe.

Natürlich gibt es auch Partnerschaften und Ehen, in denen solche Prozesse nicht möglich sind und es sinnvoller ist, sich zu trennen. Die Liebe lässt sich nicht vertraglich regeln, und sich bei der Eheschließung zu versprechen, sich zu lieben bis zum Tod, widerspricht wahrer Liebe, die auf Wahrhaftigkeit und Freiheit basiert. Wie alles andere, kann sich auch die Liebe verändern, auch wenn die Essenz der Liebe in uns stets unberührt bleibt. Bei einer Scheidungsrate von nahezu fünfzig Prozent in den heutigen westlichen Ländern wird offensichtlich, dass die Institution Ehe die ewige Liebe nicht garantieren kann. Zwar kann der gemeinsame Entschluss zu heiraten, Kraft, Stabilität und Verbindlichkeit in der Beziehung fördern, was für eine Familie mit Kindern sinnvoll erscheint. Die Menschen, die sich über die heutigen Scheidungsraten beklagen oder von ihnen betroffen sind, ignorieren allerdings die Tatsache, dass früher, und in vielen Kulturen noch heute, die meisten Ehen von den Eltern arrangiert wurden, und kaum wieder aufzulösen waren. Sie gründen sich also auf eine Tradition, die auf anderen Voraussetzungen basierte. Die Eheschließung diente materiellen Bedürfnissen und der Versorgung der Grundbedürfnisse durch Nahrung, Sicherheit und Sexualität. Liebe stand dabei nicht im Vordergrund, ebenso wenig wie bei einer arrangierten Hochzeit. Obwohl wir heute in der westlichen Welt anderen Ansprüchen folgen, wenn wir unseren Partner wählen, gibt es noch Familien, in denen der Mann für die finanzielle Versorgung der Familie und die Sicherheit zuständig ist, während die Frau das häusliche Wohl und das Versorgen des Nachwuchses als ihre Aufgaben versteht.

Falls Sie verheiratet sind, fragen Sie sich einmal, weshalb Sie Ihren Partner gewählt haben. Falls Sie geschieden sind, fragen Sie sich, weshalb Sie sich wieder getrennt haben. Und falls Sie gerade alleine leben, finden Sie heraus, weshalb das so ist. Das, was gerade ist, ist das Richtige für Sie, sonst wäre es nicht so. Es zeigt Ihren aktuellen Entwicklungsstand an und spiegelt Ihnen Ihr Bewusstsein zum jetzigen Zeitpunkt.

Egal, wo im Leben Sie gerade stehen, begegnen Sie der Liebe nur, wenn Sie genau hinspüren und hinschauen. Fantasien, Träumereien und blinde Romantik führen Sie in Illusionen und schmerzliche Erfahrungen. Wenn wir genau hinschauen und reflektieren, weshalb wir uns für einen Partner entschieden haben oder gerade dabei sind, dies zu tun, erkennen wir sehr wahrscheinlich, dass wir unbewusst den Typ ausgewählt haben, der unserem Vater oder unserer Mutter ähnelt, Und das ist so, weil uns dieses Muster seit unserer Kindheit vertraut ist. Sogar wenn die Kindheit unharmonisch und problematisch verlaufen ist, ziehen viele Menschen einen Partner nach dem Vorbild eines Elternteils an.

Wenn wir bewusster mit dem Meister in uns verbunden sind, wird die Partnerwahl völlig anders verlaufen, als wenn wir vom

Unterbewusstsein gesteuert werden. Durch den inneren Meister werden wir einen idealen Partner anziehen, der zu uns passt und uns hilft, uns selbst zu finden. Wir können respektvoll miteinander umgehen und gemeinsam in der Liebe wachsen. Sowohl in guten wie in herausfordernden Zeiten werden wir aufeinander zugehen können und Brücken finden, wenn wir uns einmal voneinander entfernt haben. Natürlich ist es auch in diesen Fällen wichtig zu erkennen, wenn eine Partnerschaft nicht mehr passt und zu Ende geht. Wenn die Beziehung ihre Aufgabe erfüllt hat oder nur noch auf einseitigem Interesse beruht, ist es sinnvoll, sie zu beenden. Wenn wir das Ablaufdatum auf der Verpackung eines Nahrungsmittels übersehen, kann das äußerst unangenehme Folgen haben. Das Gleiche gilt für jede Beziehung und Partnerschaft, die bereits abgelaufen ist. Aus eigener Erfahrung weiß ich, dass es nicht leicht fällt, es sich einzugestehen, wenn eine Ehe, noch dazu mit gemeinsamen Kindern, sich dem Ende zuneigt. Viele Menschen fürchten sich vor den schmerzlichen Erfahrungen und Konsequenzen einer Trennung und harren in Beziehungen aus, obwohl sie wissen, dass es wenig Sinn hat, darin zu verweilen. Ebenso wie mit einer Eheschließung kann man sich auch mit einer abgelaufenen Partnerschaft arrangieren. Da eine Trennung wirtschaftliche und emotionale Schwierigkeiten verursachen kann, gibt es viele Menschen, die sich nicht trauen, diesen Schritt zu gehen. Und da es meistens nur einer der Partner ist, der sich trennen möchte, wird es für den Verlassenen schwierig, der die Beziehung noch möchte. Sich respektvoll voneinander zu trennen und die Form der Beziehung der Realität anzupassen, ist eine große Herausforderung, an der viele Menschen scheitern.

Diejenigen, die sich als Opfer einer Trennung fühlen, ergehen sich oft in destruktivem Verhalten, das viel Leid verursachen kann. Eine Scheidung geht an die Substanz, und es gibt nicht wenige Menschen, die sich ein ganzes Leben lang nicht davon erholen können. Schuldzuweisungen und Vorwürfe verhindern, sich in Würde und Frieden zu trennen. Ich bin sehr glücklich, dass ich es nach einer herausfordernden Lebensphase geschafft habe, mit meiner ehemaligen Frau einen respektvollen Umgang zu finden. Die Umwandlung dieser Beziehung hat mich eindrücklich gelehrt, dass ich die volle Verantwortung für mein Verhalten trage und ich dies im Außen immer zurückgespiegelt bekomme. Mit diesem Wissen würde ich die Trennung heute anders und bewusster angehen. Erst durch eine tiefere Verbindung zum inneren Meister wurde es mir möglich, mit Einsicht, Vergebung und Mitgefühl wieder einen Zugang zu meiner Exfrau zu finden. Dass wir heute wieder miteinander lachen können, erfüllt mich mit großer Freude. Jede Beziehung verändert sich ständig, und wenn es uns gelingt, diesen Veränderungen offen zu begegnen, kann eine Beziehung uns erfüllen und glücklich machen. Eine Partnerschaft, die uns stark einengt und uns in der Entwicklung blockiert, wird unsere körperliche und geistige Gesundheit beinträchtigen. In vielen Fällen hat es befreiende Wirkung, sich aus einer solchen Verbindung zu lösen. Wir haben das Gefühl, eine Last fiele von uns ab. Wenn Sie sich unsicher sind, ob Ihre gegenwärtige Partnerschaft sinnvoll und berechtigt ist, reflektieren Sie darüber. Dabei können Sie sich vorstellen, wie Sie sich fühlen, wenn Sie in der Beziehung bleiben bzw. wenn Sie sie beenden würden. Wählen Sie eine der Meditationsformen aus diesem Buch aus, um sich auf diese Reflexion vorzubereiten. Das kann Ihnen helfen zu spüren, welcher Weg für Sie passend ist. Haben Sie den Mut, dem Meister in sich, der inneren Stimme, zu vertrauen, auch wenn Ihr Verstand damit Mühe hat. Und sollten Sie zu dem Schluss kommen, dass Ihre Partnerschaft in ihrer jetzigen Form für Sie nicht mehr stimmig ist, dann machen Sie sich bewusst, dass, wenn etwas zu Ende geht, gleichzeitig etwas Neues beginnt. Nicht nur jedem Anfang, auch jedem Ende wohnt somit ein Zauber inne. Auch wenn es manchmal noch etwas Zeit und Abstand braucht, warten neue Möglichkeiten einer erfüllenden Partnerschaft auf Sie. Hinter der Trauer und dem Abschiedsschmerz warten das Glück und die Erfüllung.

Bewusste Kommunikation optimiert die Beziehungen

Wesentliche Faktoren für erfüllende Beziehungen sind gegenseitiges Vertrauen, Ehrlichkeit, Respekt und Einfühlungsvermögen. Anstatt über Wertungen, Vorwürfe und Schuldzuweisungen zu kommunizieren, können wir lernen, unsere Bedürfnisse klar und in Form von Bitten bzw. Wünschen mitzuteilen. Dabei ist es wichtig, sich nicht nur in sich selbst, sondern auch in den anderen einzufühlen und die Kommunikation so zu gestalten, dass der andere Raum spürt, sich so zu äußern, wie es für ihn stimmig ist. Unsere Bedürfnisse wahrzunehmen und sie mitzuteilen gibt dem anderen die Chance, uns glücklich zu machen. Dabei ist es genauso wichtig, dass wir Interesse für die Bedürfnisse unseres Partners zeigen und konkret etwas dafür tun, seine Bedürfnisse zu erfüllen, solange dies auch für uns stimmt.

Einseitige Beziehungen, in denen Egoismus vorherrscht, bringen Disharmonie und können langfristig zu Frustration und Trennung führen. Sich gemeinsam Bedürfnisse zu erfüllen und zusammen Wünsche und Visionen umzusetzen, bereichert jede Beziehung. „Wäre es dir möglich, mir einmal fünf Minuten zuzuhören?", kommt besser an als: „Du hörst mir nie zu oder du redest immer nur von dir!" In Konfliktsituationen sollten Sie Ihre Gefühle und Sichtweisen möglichst neutral mitteilen und Ihren Partner fragen, wie er die Angelegenheit sieht. Anstatt eine Lösung zu fordern, können Sie fragen, welche Möglichkeiten der anderen Person einfallen, um den Konflikt zu lösen. Dabei dürfen Sie auch mitteilen, was Sie zur Lösung beitragen können. Falls Sie durch Ihr Verhalten zum Konflikt beigetragen haben, können Sie für Ihren Anteil um Entschuldigung bitten. Sie können den anderen bitten, Ihre Entschuldigung anzunehmen. Doch einfordern können Sie dies nicht, denn dies liegt im Ermessen des anderen. Auch hat es in einer aufgeheizten Atmosphäre wenig Sinn, zu erwarten, dass der andere Sie versteht und sich in Sie einfühlt. Oftmals ist es sinnvoller, etwas Zeit zu geben und in einem anderen Moment wieder miteinander zu sprechen. Wenn wir uns gegenseitig hochschaukeln, sagen wir oft Dinge, die wir hinterher bereuen. Hitzköpfigen, temperamentvollen Menschen tut es besonders gut, sich innerlich abzukühlen, bevor sie „durchbrennen" und sich in ihren Gefühlen verlieren. In der Kommunikation ist es wichtig, dass der andere sich nicht bewertet oder herabgesetzt fühlt. Wenn wir uns als Besserwisser aufspielen, führt dies kaum zu positiven Resultaten und schafft eher Distanz zwischen beiden Seiten.

Durch Ehrlichkeit, Bescheidenheit und aufrichtiges Handeln können Sie das Vertrauen anderer Menschen gewinnen. Mit Einfühlungsvermögen und praktischer Fürsorge für den anderen kann das Vertrauen wachsen. Mit Ihrer Bereitschaft, gemeinsam Konflikte zu lösen und Ziele zu erreichen, wächst die Verbindlichkeit und Stabilität einer Beziehung. Mit Interesse und Anteilnahme am anderen wachsen die Gemeinsamkeiten und die Erfüllung der Beziehung. Durch Wertschätzung und liebevolle Kommunikation vertieft sich die Intimität, und die Beziehung schenkt Ihnen die Fülle selbstloser Liebe. Schließlich bietet uns jede Beziehung die Möglichkeit, die Identifikation mit dem Ego loszulassen und unser wahres Wesen, die bedingungslose Liebe, zu erkennen und miteinander zu teilen. Wahre Liebe schenkt uns höchste Erfüllung und Glück.

Sexualität als Einheitserfahrung

Sexualität ist ein menschliches Grundbedürfnis. Sie ist eine Form, Liebe körperlich auszudrücken und auszuleben. Sie ist Schöpfung des Lebens und göttliche Energie. Jede Form von Unterdrückung der Sexualität führt zu körperlichen und psychischen Störungen. Viele Religionen und ihre patriarchalischen Führer haben sowohl den Körper als auch die Sexualität als Laster und Sünde deklariert, was so negative Folgen nach sich gezogen hat wie Körperfeindlichkeit, Scham und Schuldgefühle, gesundheitliche und psychische Störungen, Missbrauch und Prostitution. Dem Thema Sexualität haftet weltweit in nahezu allen Religionen ein großer Schatten an. Obwohl sie in religiösen Schriften und von vielen religiösen Oberhäuptern bis heute verdammt wird, ist die Welt heute so voller Pornographie und Prostitution wie nie zuvor.

Durch die Medien wird heute öffentlich, wie viel sexueller Missbrauch in Institutionen stattfindet und stattgefunden hat, die das Zölibat als höchste Lebensform predigen. Dass in Kreisen, in denen die Sexualität unterdrückt wird, häufig perverse Praktiken, Pädophilie und Missbrauch vorkommen, ist nicht verwunderlich. Theorie und Praxis klaffen oft weit auseinander. Die sexualfeindliche Gesellschaft hat noch einiges zu bearbeiten, und es bedarf noch weiterer Aufklärung und Heilung des kollektiven Bewusstseins. So gibt es auch heute noch viele Menschen, die sich schuldig fühlen für sexuelle Lustgefühle und für ihr sexuelles Begehren. Erst, wenn wir die Sexualität als Teil der Schöpfung anerkennen und sie als göttliche Energie wertschätzen, wird es uns möglich, sie bewusst und glücklich zu erleben.

Neben der rein körperlichen Befriedigung bietet eine liebevolle, respektvolle und achtsame Sexualität, wie sie in der Lehre des Tantra propagiert und gelehrt wird, die Möglichkeit, tiefe Einheit zu erfahren. In einer tiefen und innigen sexuellen Begegnung verlieren wir jegliches Zeit- und Identifikationsgefühl mit dem Verstand, ähnlich einer tiefen Meditationserfahrung. So können im Liebesakt zwei Menschen durch Vereinigung Einheit erfahren. Hinter der Lust und dem Begehren steht das Urbedürfnis nach Vereinigung in der Liebe und Einheit mit dem Göttlichen. Deshalb ist es so wichtig, dass wir die verschiedenen Ebenen der Sexualität – Körper, Psyche und Spiritualität – nicht voneinander trennen.

Sex ohne Liebe ist eine weitverbreitete Praxis, die auch in Beziehungen stattfindet und dem Sex mit einer Prostituierten ähnelt. Sex ohne liebevolle Verbindung reduziert die Sexualität auf die Triebbefriedigung des Körpers und ignoriert dabei die spirituelle Ebene der Sehnsucht nach Verschmelzung in der Einheit. Ein tiefer, ganzheitlicher Orgasmus, der sich im ganzen Körper orgiastisch ausbreitet, geht weit über die genital-sexuelle Ebene hinaus und führt uns in den Zustand der Ekstase und des Überflusses. Eine auf bloße genitale Befriedigung ausgerichtete Sexualität verschafft dagegen nur ein Gefühl der Erleichterung. So erklärt sich, warum sich viele Menschen nach einer rein sexuellen Begegnung ohne Liebe leer fühlen. Haben sie doch das Wesentliche verpasst: das Eintauchen in die Ekstase der überfließenden Energien. Bewusste, meditativ gelebte Sexualität tauscht die Energien nicht nur aus, sondern erhöht unsere körperliche und geistige Energie. Sexualität kann uns also nicht nur befriedigen, sondern aufs Höchste erfüllen. Alle Menschen, die solche Momente der Ekstase schon erlebt haben, wissen worüber ich hier schreibe. Eine unbefriedigende Sexualität kann die Gesundheit negativ beeinflussen und Trennungen auslösen. Nach der anfänglichen Euphorie und dem Tanz der Hormone flaut die sexuelle Begeisterung bei vielen Paaren ab, nachdem sie einige Zeit zusammen sind. Dabei wird es gerade in einer längeren Beziehung möglich, die Intimität und die Sexualität auf einer höheren Ebene zu entwickeln. Natürlich braucht es dafür zwei Menschen, die sich gleichermaßen öffnen und einlassen. Tatsächlich suchen sich viele Menschen einen neuen Partner, wenn der bisherige kein sexuelles Interesse mehr zeigt.

Es gibt viele unterschiedliche Formen, die körperliche Liebe auszuleben. Was für den einen normal ist, kann für einen anderen Menschen abstoßend wirken. Um eine gesunde Sexualität zu leben, ist es wichtig herauszufinden, was für mich und den Partner stimmig ist. Das kann sich im Laufe der Zeit verändern. Selbstliebe, ehrliche Kommunikation und Einfühlungsvermögen helfen uns, die Kunst des Liebesaktes zu verfeinern und zu vertiefen. Schließlich haben Mann und Frau auch in diesem Bereich nie ausgelernt. Die Sexualität ausschließlich in der Ehe zu gestatten, wie es viele religiöse, meist männliche Fanatiker propagieren, ist nicht nur weltfremd, sondern widerspricht dem natürlichen Bedürfnis eines Menschen. Das Verbot der außerehelichen Sexualität hat wahrscheinlich dazu beigetragen, dass die Prostitution und die sogenannte Untreue weltweit so immens gewachsen sind. Allerdings konnten sich viele Menschen von dieser zwanghaften Moralvorstellung befreien und lassen sich von keiner Instanz mehr vorschreiben, was für sie richtig und was falsch ist. Eine erfüllte Sexualität hängt von inneren Qualitäten ab und nicht von äußeren Formen. Natürlich kann der Rahmen einer festen Beziehung die Intimität, Sicherheit und das Vertrauen fördern. Trotzdem ist es auch außerhalb fester Beziehungen möglich, eine tiefe und erfüllende sexuelle Begegnung zu erleben. Jeder Mensch hat das Recht und die Freiheit selbst herauszufinden, was für ihn passend ist und wie er seine Sexualität leben möchte.

Vielleicht kommen Sie irgendwann an den Punkt, an dem Sie Ihr Bedürfnis nach Sexualität transformiert haben und sie nicht mehr benötigen. Im Gegensatz zur gewaltsamen Unterdrückung von Sexualität wird der Verzicht dann ein natürlicher Prozess sein, der sich stufenweise und mühelos ergibt. Bei wenigen Menschen ist das jetzt schon der Fall. Sie fühlen kein Bedürfnis mehr, sich sexuell zu betätigen, weil sie die Erfüllung durch das Leben und durch Meditation bereits erfahren. Sie wissen selbst am besten, ob das bei Ihnen so ist.

Der weite Bereich der Sexualität bietet Ihnen viele Möglichkeiten, sich und das Leben intensiver zu erleben. Falls Sie in diesem Bereich ernsthafte Schwierigkeiten haben, ist es hilfreich, professionelle Hilfe von einem ausgebildeten Therapeuten in Anspruch zu nehmen. Entdecken Sie die Kraft der Sexualität und lernen Sie, sie erfüllt zu leben und respektvoll mit anderen auszutauschen. Je mehr Sie sich hingeben können, desto tiefer werden Sie in die Ekstase eintauchen. Eine erfüllte Sexualität wird Ihre körperliche und geistige Gesundheit fördern und Ihre Lebensenergie und Kreativität wesentlich erhöhen.

Reflexion über Beziehungen

Es ist aufschlussreich, wenn Sie über Ihre Beziehungen reflektieren, sich dabei Ihrer Verhaltensweisen bewusst zu werden und ob Sie fähig sind, einfühlsam auf andere Menschen zuzugehen. Dabei können Ihnen die folgenden Fragen zur Selbstreflexion über Ihre Beziehungen helfen:

- Wie ist meine Beziehung zu meinen Eltern?
- Was habe ich von meinen Eltern gelernt?

- Welchen Schwierigkeiten bin ich wiederholt im Kontakt mit anderen Menschen begegnet?
- Was haben mir andere Menschen dabei mitgeteilt, und welche Kritik habe ich bekommen?
- Welche hinderlichen Muster kann ich bei mir selbst beobachten?
- Was tue ich, um einen guten Umgang mit diesen Mustern zu finden, oder um sie zu überwinden?
- Was habe ich aus vergangenen Beziehungen gelernt, und wie setze ich das konkret um?
- Gibt es bestimmte Muster von Beziehungen, die ich in Partnerschaft, Freundschaft und Geschäftsbeziehungen schon wiederholt erlebt habe?
- Was schätzen andere Menschen besonders an mir, und welche Qualitäten kann ich in Beziehungen einbringen?
- Gelingt es mir in Beziehungen, meine Bedürfnisse liebevoll und klar mitzuteilen, ohne den anderen unter Druck zu setzten?
- Bin ich in der Lage, mich in andere Menschen einzufühlen, aufmerksam zuzuhören und auf ihre Bedürfnisse einzugehen?
- Ist es mir möglich, Nähe in Beziehungen zuzulassen und mich zu öffnen?
- Bin ich in der Lage, in angespannten Situationen und Auseinandersetzungen gemeinsam mit anderen Lösungen zu finden?
- Kann ich meinen Anteil an Schwierigkeiten sehen, und bin ich bereit, die volle Verantwortung dafür zu übernehmen?
- Gelingt es mir, andere Menschen zu verstehen und wertzuschätzen?
- Ist es mir möglich, Beziehungen zu pflegen und gemeinsam darin zu wachsen?
- Welche Beziehungen möchte ich gegenwärtig optimieren?
- Was kann ich dazu beitragen?
- Welche Qualitäten könnte ich weiterentwickeln, um erfüllende und glückliche Beziehungen zu erleben?

- Bin ich daran interessiert, meine Beziehung zum Meister in mir zu vertiefen, und welche Mittel würden mich dabei unterstützen?

Um erfüllende und glückliche Beziehungen zu finden, zu leben und zu erhalten, ist es also wichtig, die Hindernisse, die dem im Wege stehen, zu erkennen und aufzulösen. Im ersten Teil dieses Buches biete ich Ihnen an zu überprüfen, auf welche Hindernisse Sie achten sollten.

Die fünf Schlüssel zur Meisterschaft Ihres Lebens – Akzeptanz, Reflexion, Heilung, Erkenntnis und Vertrauen – helfen Ihnen, in Ihrer aktuellen Beziehung, in Ihrem Alleinsein oder in einer neuen Partnerschaft noch mehr Sie selbst zu sein und glückliche Beziehungen zu führen. In der Meditation können Sie die Beziehung zu sich selbst und zu Ihrem inneren Meister vertiefen. Das schenkt Ihnen die Grundlage dafür, eine erfüllende und glückliche Beziehung zu sich selbst zu finden. Jede Ihrer Beziehungen fängt bei Ihnen an und hört bei Ihnen auf. Die Metta-Meditation der Wertschätzung hat mir selbst sehr dabei geholfen, meine Selbstliebe und die Wertschätzung für andere Menschen zu vertiefen. Je mehr Akzeptanz, Respekt, Hingabe und Liebe Sie für sich empfinden, desto mehr können Sie sie mit anderen Menschen teilen.

Finden Sie Ihre Berufung und leben Sie Ihr höchstes Potenzial

Nicht der ist reich, der viel hat, sondern der, welcher viel gibt.
ERICH FROMM

Wer seine wahre Berufung gefunden hat, macht das, was er am liebsten tut, zu seiner Tätigkeit. Der Beruf, der uns am meisten Freude bereitet, ist zugleich auch derjenige, in dem wir am meisten Freude und Erfolg verwirklichen können. Als ich vor vielen Jahren als Sozialpädagoge arbeitete, wurde mir durch einen „Zufall" offenbart, dass ich mich zum Yogalehrer eigne. Als mir eine Frau dies an einem schönen Nachmittag mitteilte, war ich im Verstand noch etwas erstaunt, doch schon in der Nacht darauf hatte ich die Vision, dass ich nach Indien reisen würde, um bei einem indischen Yogalehrer zu lernen. Es fühlte sich stimmig an, und alle kritischen Stimmen konnten mich nicht mehr davon abbringen. Da Yoga vor siebzehn Jahren noch nicht so verbreitet war wie heute, befürchteten viele meiner Freunde, ich könne von diesem Beruf nicht leben. Das beeindruckte mich aber nicht, hörte ich doch klar den inneren Ruf, meiner Be-ruf-ung, dem Yoga, zu folgen. Yoga hatte mich begeistert und inspiriert, und ich empfand und empfinde noch immer ein großes Glücksgefühl bei der Vorstellung, andere Menschen im Yoga zu unterrichten. Yoga hat mein Leben auf allen Ebenen bereichert. Ich fühlte mich von Beginn an gesund, vital, ausgeglichen, glücklich und verbunden mit der inneren Weisheit. Damals ahnte ich noch nicht, dass Yoga mir die Tür öffnen würde zu einer strahlenden Gesundheit, beruflichem Erfolg, Wohlstand, geistiger Erfüllung und der Verwirklichung des höchsten Potenzials. Niemals habe ich mir vorgestellt, mit Yoga so erfolgreich zu sein, wie ich es heute bin. Durch meine berufliche Selbständigkeit konnte ich die volle Verantwortung für mein Handeln übernehmen. Dabei entdeckte ich, wie der innere Meister und das Ego durchaus zusammenarbeiten können.

Wer zuerst dient, wird nachher auch viel verdienen. Mit anderen Worten: Viel zu geben, schafft die Vorraussetzung dafür, viel empfangen zu können. Es ist einleuchtend, dass wir nur viel geben können, wenn uns eine Tätigkeit Freude bereitet und Erfüllung schenkt. Wenn Sie sich am Montagmorgen in öffentlichen Verkehrsmitteln aufhalten, können Sie beobachten, dass dies noch nicht bei allen Menschen der Fall ist. Viele Menschen arbeiten im falschen Beruf und haben ihre Berufung noch nicht gefunden. Täglich zu einer Arbeit zu gehen, die keine Freude bereitet, ist ungesund und blockiert die eigene Entwicklung auf allen Ebenen. Es ist auch nicht verwunderlich, dass Arbeiten ohne Freude zu Erschöpfung führen kann. Schauen wir uns an, wie Sie Ihre Arbeitssituation zurzeit erfahren.

Reflexion über Berufung

Um Ihre Einstellung zu Ihrer momentanen Arbeitssituation und zu Ihrer Berufung zu klären, können die folgenden Fragen helfen:

- Wie erlebe ich meine Arbeitssituation?
- Fühle ich mich zufrieden in meinem Beruf?
- Wie könnte ich meine berufliche Situation optimieren?
- Könnte es sein, dass ich zurzeit am falschen Arbeitsplatz bin?
- Welche Stärken, Talente und Vorlieben besitze ich?
- Welche Tätigkeit würde ich am liebsten ausführen?
- Gibt es eine Ausbildung oder Weiterbildung, die ich gerne noch machen möchte?

- Was wäre mein Traumberuf, und wie könnte ich ihn erreichen?
- Gibt es berufliche Visionen, die ich habe und noch erreichen könnte?
- Welche Potenziale könnte ich in meinem Beruf besser ausschöpfen?
- Bin ich bereit, für meine Berufung zu leben und mich voll für sie einzusetzen?
- Welche Ziele möchte ich in nächster Zeit und längerfristig verwirklichen?
- Wie kann ein solcher Plan konkret aussehen?
- Was kann ich dafür tun, um ihn zu verwirklichen?
- Welche Talente und Fähigkeiten unterstützen mich dabei?
- Gibt es Menschen und Netzwerke, die mich darin unterstützen können?
- Was hindert mich daran, erfüllter und erfolgreicher zu sein?
- Bin ich bereit, dem inneren Meister hundertprozentig zu vertrauen, dass er mich dabei führt, mein höchstes Potenzial ständig zu erweitern?
- Bin ich bereit, meinen Fähigkeiten hundertprozentig zu vertrauen und in mich zu investieren?
- Bin ich bereit, die volle Verantwortung für mein Leben und meinen Erfolg zu übernehmen?

Die Beantwortung dieser Fragen kann Ihr Leben entscheidend verändern, vor allem, wenn Sie zurzeit noch nicht Ihre Berufung gefunden haben. Selbst wenn Sie bereits Ihren Traumberuf ausüben, bieten Ihnen die Beantwortung dieser Fragen Chancen, Ihr Potenzial weiterzuentwickeln. Wenn Sie sich für die Fragen etwas Zeit nehmen, können Sie gleich mit der Umsetzung ins Leben beginnen. Dabei legen Sie zuerst die Ziele fest und formulieren anschließend konkrete Schritte, wie Sie diese erreichen können. Alles, was wir gleich erledigen, bringt uns weiter. Das Verschieben auf einen späteren Zeitpunkt schwächt unsere Entschlossenheit, Tatkraft und das Engagement, das wir benötigen, um etwas in die Praxis umzusetzen. Der Unterschied zwischen nicht erfolgreichen und erfolgreichen Menschen ist, dass die einen viel reden und die anderen viel handeln. Reden ist Silber, Handeln bringt Gold, könnte man ein bekanntes Sprichwort umformulieren. Verschwenden Sie weniger Zeit mit Reden, sondern tun Sie am besten gleich, was ansteht. Menschen, die in der Gegenwart leben, sind entscheidungs- und handlungsfreudig.

Genau wie in der Liebe, ist es auch im Beruf so, dass viele Menschen sich davor fürchten, erfolgreich zu sein. Es ist einfacher, darüber zu jammern, dass es nicht gut läuft, als etwas dafür zu tun, dass es besser und gut läuft. Sich über den Chef zu beklagen, ist einfacher, als mit dem Chef zusammen herauszufinden, wie die Situation verbessert werden könnte. Viele Menschen ahnen, dass Erfolg und Reichtum sie ins Rampenlicht bringt, wo sie auch von Neidern und Missgünstigen gesehen werden. In den Medien beobachten wir, was bekannte und erfolgreiche Menschen an Verleumdung und Klatsch aushalten müssen. Mit dem Wachsen Ihres Erfolges lernen Sie, auch mit dessen Schattenseiten umzugehen und sich vor ihnen zu schützen.

Machen Sie sich selbst keine Angst; denn Sie können es nie allen recht machen. Wenn Sie es allen recht machen wollen, machen Sie alles falsch. Schenken Sie sich das Vertrauen in Ihre Handlungen und haben Sie den Mut, Fehler zuzulassen. Durch sie werden Sie erkennen, was Ihnen noch fehlt. Seien Sie Ihren Kritikern dankbar; denn sie sind genauso hilfreich wie Ihre Freunde und Partner, die ihr Vertrauen in Sie setzen. Wer sich wenig zutraut, braucht sich nicht zu wundern, dass er wenig Erfolg hat. Der Erfolg beginnt im Kopf und mit unseren eigenen Gedanken. Denken Sie daher großartig, handeln Sie großartig und ernten Sie Großartiges. Wenn Sie denken, Sie hätten es nicht verdient, erfolgreich zu sein, dann wird auch kein Erfolg eintreffen. Um Wohlstand zu erreichen, ist es wichtig, dass Sie sich selbst wertschätzen und erkennen, dass Sie den Erfolg verdient haben. Ihr Erfolgsbewusstsein können Sie stärken, indem Sie sich immer etwas mehr zutrauen und Ihre Wertschätzung für sich und Ihre erfolgreichen Partner ständig kultivieren. Sich und andere wertzuschätzen, sollte dabei Hand in Hand gehen. Schließlich sind wir alle nur gemeinsam erfolgreich.

Erinnern Sie sich: Wenn Sie sich mehr wertschätzen, schaffen Sie damit die Voraussetzungen, dass auch andere Sie und sich mehr wertschätzen können. Dann sind Sie im wahrsten Sinne wertschöpfend. Erinnern Sie sich immer wieder an die Fülle, aus der Sie schöpfen können. Das weitverbreitete Konkurrenzdenken entspringt dem Mangelgedanken und der Angst, nicht genug zu bekommen. Sie werden in dem Moment erfolgreich, in dem Sie sich dazu entschließen, erfolgreich zu sein. Jeden Moment in Ihrem Leben können Sie sich dafür entscheiden, erfolgreich zu sein und Ihr Potenzial auszuschöpfen. Sie werden überrascht sein, wie schnell Sie die Früchte des Erfolges ernten können. Genießen Sie sie; denn Sie haben sie ebenso verdient wie den Erfolg.

Wenn Ihr Geld nicht fließt oder nur von Ihnen wegfließt, stimmt möglicherweise etwas mit Ihrer Einstellung zum Thema Geld nicht. Wer zu Geld eine negative Haltung hat, darf sich nicht wundern, dass es ihm nicht zufließt. Wenn Sie zum Beispiel in Ihrem bisherigen Leben geprägt sind von Aussagen wie: „Alle Menschen, die viel Geld haben, sind geizig und egoistisch“, kann es sein, dass Sie diese Meinung in Ihrem Unterbewusstsein gespeichert haben. Es gibt viele negative Haltungen zum Thema Geld, beispielsweise: Geld macht korrupt; alle wollen nur Geld; Geld macht nicht glücklich; Geld ist nicht wichtig; reiche Leute sind verantwortlich für die Armut anderer; Geld ist ein Hindernis auf dem spirituellen Weg; Geld ist schmutzig usw. Es gibt Leute, die sich davor fürchten, reich zu werden, weil sie meinen, sie würden dann ihre Aufrichtigkeit und Würde verlieren. Und ist es andererseits nicht interessant, dass viele religiöse Führer ihren Anhängern Bescheidenheit vermitteln, selbst aber im Luxus und Überfluss leben? Die katholische Kirche ist zum Beispiel noch immer eines der reichsten Unternehmen der Welt.

Wie bei der Sexualität bringt auch die Verdammung des Geldes viel Schatten. So ist über viele religiöse und politische Organisationen bekannt geworden, dass sie in Geldwäsche-Geschäfte verwickelt sind.

Reflexion über Geld und Erfolg

Hier einige klärende Fragen zu diesen Themen:

- Wie ist meine Einstellung zu Geld?
- Wie bin ich diesbezüglich erzogen worden?
- Welche Erfahrungen habe ich mit Geld bisher gemacht?
- Bin ich offen für Erfolg und Reichtum?
- Gibt es Gründe, die mich daran hindern, erfolgreich zu sein?
- Welche Qualitäten und Fähigkeiten helfen mir, erfolgreich zu sein?

Durch die Medien und zahlreiche Filme ist in Ihrem Unterbewusstsein vielleicht noch die Information gespeichert, erfolgreich und reich zu sein, das sei nichts für Sie. Vielleicht wünschen Sie sich eigentlich Erfolg und Wohlstand, sind aber unterbewusst negativ dominiert von einer Einstellung, die lauten könnte: „Ich schaffe es nicht, erfolgreich zu sein." Jetzt ist es Ihnen möglich, Ihre innere Einstellung zu ändern und sich für das Erfolgsbewusstsein und den Reichtum zu öffnen. Geld ist nichts Schlechtes. Es ist Papier, das einen Wert symbolisiert, den Sie für großartige Sachen und Projekte einsetzen können.

Wenn Menschen Ihnen vorwerfen, Sie seien nur aufs Geld aus, fragen Sie sie, ob sie denn ihre Fähigkeiten und Tätigkeiten kostenlos weitergäben. Lassen Sie sich niemals von neidischen Menschen verunsichern. Sie wollen Sie nur auf den gleichen Level bringen, auf dem sie selber sind: zu den missgünstigen Menschen. Mitleid wird Ihnen geschenkt, während Sie sich Neid durch Ihren Erfolg zuerst verdienen müssen. Wünschen Sie Ihren Neidern ebenfalls Erfolg und lassen Sie sich nicht von ihnen verunsichern. Seien Sie sich bewusst: Was andere an Ihnen kritisieren, sind oft genau die Stärken, die Sie einmalig machen. Konzentrieren Sie sich auf Ihre Ziele und Fähigkeiten. Entdecken Sie dabei Ihre speziellen Talente. Jeder Mensch ist einzigartig, und wenn er sich seines Talents bewusst wird, öffnet sich ihm die Chance, seine Berufung zu finden und erfolgreich zu sein. Was wäre Ihr Traumberuf? Welches Projekt würde Sie begeistern? Welche beruflichen Entwicklungen wären für Sie interessant?

Jeder Mensch hat den freien Willen, sich für seine Berufung und für Erfolg zu entscheiden. Niemand kann Sie daran hindern – außer Sie selbst. All die Ausreden der Menschen, die ihre Träume nicht verwirklichen, basieren auf der Angst vor dem Neuen und Unbekannten. Solange Sie negative Gedanken über sich und andere Menschen kultivieren, ist es schwierig, selber erfolgreich zu sein. Freude an dem Erfolg anderer Menschen zu haben wird Ihre Resonanz zu Erfolg steigern. Sich inspirieren zu lassen von Menschen, die ganz in ihrer Berufung aufgehen, hilft Ihnen, Ihre Berufung zu finden und in sie zu vertrauen. Sie brauchen kein außerordentliches Talent, sondern lediglich eine positive, lebensfreudige und kreative Haltung. Sie wird Ihnen helfen, die richtigen Menschen anzuziehen. Finden Sie Menschen, mit denen Sie zusammenarbeiten und gemeinsame

Projekte verwirklichen möchten. Schaffen Sie sich das passende Umfeld, wie ein Regisseur, der die geeigneten Schauspieler findet. Um Ihr Potenzial optimal auszuschöpfen, benötigen Sie vor allem eins: Vertrauen in sich und das Leben. Je mehr Sie auf Ihre innere Stimme, den Meister in sich, vertrauen, desto leichter werden Sie die passenden Entscheidungen treffen, um erfolgreich zu sein.

Dieses Buch habe ich geschrieben, um andere Menschen zu inspirieren, sich selber hundertprozentig zu vertrauen. Niemand anders als Sie selbst kann Ihnen das Vertrauen schenken, und niemand kann es Ihnen nehmen als Sie selbst. Wir sind verantwortlich für unsere Gedanken. Haben Sie die Absicht, sich und Ihren Fähigkeiten in Ihrem Leben vollständig zu vertrauen? Seien Sie einfach, wie Sie sind, und finden Sie Ihren authentischen Stil, dann werden Sie glücklich und erfolgreich sein, weil Sie so leben, wie es zu Ihnen passt. Das lehre ich auch die angehenden Yogalehrer in meinen Ausbildungskursen. Die meisten Yogalehrer wandern von Ausbildung zu Ausbildung bekannter Lehrer in dem Bewusstsein, sie müssten noch viel lernen. Viele sogenannte Gurus arbeiten mit diesem Trick der Bewunderung und mögen es, wenn man zu ihnen aufschaut. So können sie ihre Anhänger abhängig machen. Wer andere in den Himmel hebt und sich selbst niedermacht, wird nie in seine eigene Kraft kommen. Wenn Sie aufhören, andere Menschen zu kopieren, können Sie Ihre Einzigartigkeit leben. Schauen wir uns zum Schluss noch an, was Menschen auszeichnet, die ihre Berufung gefunden haben und ihr optimales Potenzial ausschöpfen:

- Selbstvertrauen in die eigenen Fähigkeiten
- Selbstliebe und Selbstrespekt
- Glauben an sich und andere

- Eigenverantwortung für das Leben
- Selbstreflexion und realistische Planung
- Schaffung eines positiven Umfelds
- Authentizität und Einzigartigkeit
- Kreativität
- Großartige Gedanken, Ideen und Ziele
- Klarheit und Realitätsbezug
- Vernetzung mit tollen Menschen
- Positive Kommunikation
- Freude und Spaß
- Humor und Leichtigkeit
- Offenheit und Lernbereitschaft
- Handlungsbereitschaft
- Produktivität und Effektivität
- Großzügigkeit
- Kontinuität und Ausdauer
- Leben in der Gegenwart

Das gesamte Buch, das Sie gerade in den Händen halten, ist gedacht als eine Anleitung, wie Sie all diese Qualitäten finden und weiterentwickeln können. Ob Sie erfolgreich sind, hängt vor allem von Ihnen ab. Sie bekommen, was Sie denken. Wenn Sie erfolgreich denken, werden Sie erfolgreich sein. Alles, was Sie mit Freude und Hingabe ausführen, hat eine Energie, die Fülle und Reichtum anzieht. Für jeden Menschen sehen die berufliche Erfüllung und der Erfolg anders aus. Finden Sie heraus, was für Sie stimmig ist. Schenken Sie sich Vertrauen und investieren Sie in sich und Ihre Fähigkeiten. Sie haben viele Schlüssel zum Erfolg in Ihren Händen. Nutzen Sie sie und öffnen Sie sich die Türen. Es warten viele Überraschungen auf Sie. Lassen Sie sich nicht von Herausforderungen des Lebens verunsichern; sie sind da, um Ihnen Wachstum zu ermöglichen. Je mehr Sie mit Freude dienen, desto schneller werden Sie verdienen, was Ihnen zusteht. Nehmen Sie es dankbar an. Sie haben es verdient, erfolgreich zu sein.

Der Meister in Ihnen ist jederzeit bereit, Sie zu Ihrer Berufung und zur Entfaltung Ihres höchsten Potenzials zu führen und Sie zu unterstützen. Sie sind nie allein und werden immer beschützt, wenn Sie ihm vertrauen. Je mehr Sie sich zutrauen, desto erfolgreicher werden Sie Ihr Potenzial im Leben ausschöpfen. Wenn Sie an sich glauben, ist alles möglich. Es gibt keine Grenzen. Teilen Sie Ihren Reichtum und Erfolg mit vielen Menschen und erleben Sie die Erfüllung und das Glück des bedingungslosen Gebens.

Hilfreiche Adressen, Bücher und Medien

Adressen, die weiterhelfen können

Ayur Yogacenter
Remo Rittiner
Bleicherweg 45
CH-8002 Zürich
www.ayuryoga.ch
Tel. 0041 76 565 98 26

Dahlke Seminar-Zentrum TamanGa
(ideal für Yoga, Fasten, Detox u.a.)
Labitschberg 4
A-8462 Gamlitz
www.taman-ga.at
Tel.: 0043 – 3453 - 33 600

Rohkostkurse mit Gisela Bayer
www.giselabayer.de
www.glowinggourmet.com

Fasten und Detox
Amity Wellnes /Michelle Cooper
Kho Kho Khao in Khao Lak
Thailand
www.amitywellness.com
Tel. 0066 8 0886 4097

Reinkarnationstherapie
Kathrin Rick
www.transformaktiv.com

Mehr von Remo Rittiner

Das große Yogatherapiebuch, Via Nova, 2009
Finde den Meister in dir (CD), Via Nova, 2012
Heilquelle Yoga (DVD), Via Nova, 2008
Yoga für Nacken und Schultern (DVD), Via Nova, 2012
Yoga Meditation (CD), Via Nova, 2008

Zusätzliche Bücher, die weiterhelfen können

Cousens Gabriel, *Individuelle Ernährung mit Ayurveda,* Hans Nietsch Verlag, 1997
Dahlke Ruediger, *Das Schatten-Prinzip,* Arkana, 2010
Mannschatz Marie, *Buddhas Anleitung zum Glücklichsein,* Gräfe und Unzer, 2012
Salzberg Sharon, *Metta Meditation,* Arbor Verlag, 2007
Tepperwein Kurt, *Lebe deine Kraft,* Goldmann, 2012
Wacker Sabine, *Basenfasten! Die Wackermethode,* Trias, 2011

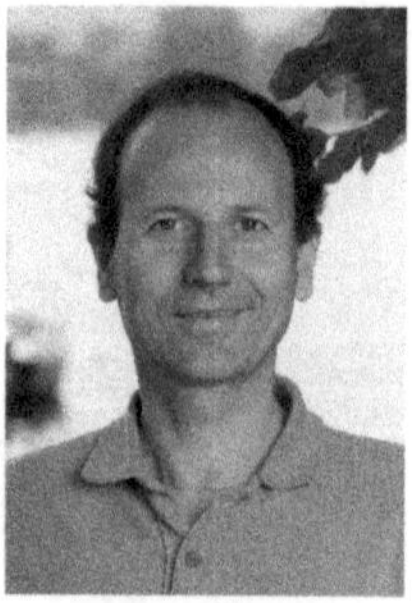

© privat

Remo Rittiner

Der Züricher Remo Rittiner ist bekannt als einer der erfahrensten europäischen Yoga-Therapeuten, als Lehrer und Autor. In seinem Ayur-Yoga-Center lehrt er in der Tradition von Krishnamacharya, integriert die Prinzipien des Ayurveda und kombiniert sein Wissen mit anatomischen Erkenntnissen aus dem Bewegungskonzept der Spiraldynamik und der Muskelfunktionstherapie.